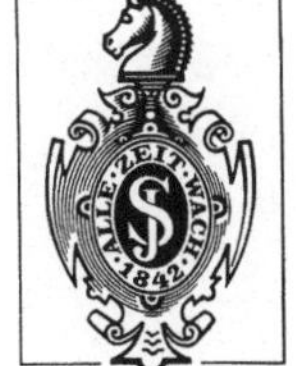

Katecholamine und Vasodilatantien bei Herzinsuffizienz

Herausgegeben von H.-D. Bolte

Unter Mitarbeit von K. van Ackern · O. Bartels
J. Cyran · F.N. Franke · U. Gessler · H. Just
F. Kersting · B. Klein · W. Mäurer · P. Schmucker
D. Seybold · A. Wirtzfeld

Mit 49 Abbildungen und 28 Tabellen

Springer-Verlag
Berlin Heidelberg New York 1981

Professor Dr. med. H.-D. Bolte
Medizinische Klinik der Universität München
Klinikum Großhadern
Marchioninistr. 15
8000 München 70

ISBN-13: 978-3-540-11025-5   e-ISBN-13: 978-3-642-68257-5
DOI: 10.1007/ 978-3-642-68257-5

CIP-Kurztitelaufnahme der Deutschen Bibliothek
Katecholamine und Vasodilatantien bei Herzinsuffizienz / hrsg. von H.-D. Bolte.
Unter Mitarb. von K. van Ackern . . . – Berlin; Heidelberg; New York: Springer,
1981.
NE: Bolte, Heinz-Dietrich [Hrsg.]; Ackern, Karl van [Mitverf.]

Satz: Schreibsatz-Service Weihrauch, Würzburg
Druck- und Bindearbeiten: Beltz Offsetdruck, Hemsbach
2127/3321-543210

Inhaltsverzeichnis

Vorwort

In der Behandlung der Herzinsuffizienz vollzieht sich in den letzten
Jahren ein kontinuierlicher Wandel, der darauf abzielt, in möglichst
ökonomischer Weise das Herzzeitvolumen zu steigern, ohne gleichzeitig den Sauerstoffverbrauch des Herzens zu erhöhen. Demzufolge gelten positiv-inotrope Pharmaka nicht in allen Fällen des myokardialen
Pumpversagens als Medikamente der ersten Wahl. Vielmehr hat sich
eine Behandlung mit Erniedrigung von Nachlast- und Vorlastgrößen
des Herzens durch Vasodilatantien und auch durch Diuretika als aussichtsreich erwiesen, unter bestimmten Voraussetzungen das Herzzeitvolumen zu erhöhen. Für die Akutbehandlung der Myokardinsuffizienz
sind heute neuere Katecholamine wie z.B. Dopamin und Dobutamin
oft unentbehrlich geworden. Auf dem Boden systematischer Untersuchungen des Herzzeitvolumens ist auch bei der chronischen oralen
Applikation von Vasodilatantien und Katecholaminen ein Fortschritt
zu erkennen. So zeichnen sich bereits therapeutische Empfehlungen
allgemeiner Art ab. Im Einzelfall ist aber häufig die Frage nur schwer
zu beantworten, wie differentialtherapeutisch verfahren werden muß.

Angeregt durch ein gemeinsam durchgeführtes Symposium haben
die in diesem Buch vereinten Autoren einzelne Beiträge verfaßt, die als
Richtschnur für die Behandlung der Myokardinsuffizienz mit Katecholaminen und/oder Vasodilatantien unter verschiedenen Krankheits-
bedingungen angesehen werden können. So gilt mein Dank allen Mit-
arbeitern an diesem Buch, daß sie sich dafür gewinnen ließen, den
therapeutischen Nutzen von Katecholaminen und Vasodilatantien anhand eigener Erfahrungen und Messungen darzulegen. Mein Dank gilt
ferner den Damen und Herren, insbesondere Herrn Dr. Wieczorek,
vom Springer-Verlag. Sie haben alle Möglichkeiten genutzt, den Wün-
schen des Herausgebers hinsichtlich Ausstattung und Abbildungs-
gestaltung entgegenzukommen.

München, September 1981   Heinz-Dietrich Bolte

Autorenverzeichnis

van Ackern, K., Prof. Dr. med.
Institut für Anaesthesiologie der Universität München, Klinikum Großhadern, Marchioninistraße 15, 8000 München 70

Bartels, O., Prof. Dr. med.
Medizinische Klinik der Universität Erlangen-Nürnberg, Krankenhaus-
straße 12, 8520 Erlangen

Bolte, H.-D., Prof. Dr. med.
Medizinische Klinik der Universität München, Klinikum Großhadern,
Marchioninistraße 15, 8000 München 70

Cyran, J., Priv.-Doz. Dr. med.
Medizinische Klinik I der Universität München, Klinikum Großhadern,
Marchioninistraße 15, 8000 München 70

Franke, N., Priv.-Doz. Dr. med.
Institut für Anaesthesiologie der Universität München, Klinikum Großhadern, Marchioninistraße 15, 8000 München 70

Gessler, U., Prof. Dr. med.
IV. Medizinische Klinik und Institut für Nephrologie, Klinikum Nürnberg, Kontumazgarten 14, 8500 Nürnberg

Just, H., Prof. Dr. med.
Medizinische Klinik der Universität Freiburg, Abteilung Innere Medizin III (Schwerpunkt: Kardiologie), Hugstetterstraße 55, 7800 Freiburg i.Br.

Kersting, F., Priv.-Doz. Dr. med.
Medizinische Klinik und Poliklinik der Universität Mainz, Langenbeck-
straße 1, 6500 Mainz

Klein, B., Priv.-Doz. Dr. med.
I. Medizinische Klinik und Poliklinik Rechts der Isar der Technischen
Universität München, Ismaninger Straße 22, 8000 München 80

Mäurer, W., Prof. Dr. med.
Abteilung Innere Medizin III (Schwerpunkt: Kardiologie), Medizinische Universitätsklinik, Bergheimer Straße 58, 6900 Heidelberg 1

Schucker, P., Dr. med.
Institut für Anaesthesiologie der Universität München, Klinikum Großhadern, Marchioninistraße 15, 8000 München 70

Seybold, D., Priv.-Doz. Dr. med.
IV. Medizinische Klinik und Institut für Nephrologie, Klinikum Nürnberg, Kontumazgarten 14, 8500 Nürnberg

Wirtzfeld, A., Prof. Dr. med.
I. Medizinische Klinik und Poliklinik Rechts der Isar der Technischen
Universität München, Ismaninger Straße 22, 8000 München 80

Allgemeines und Grundlagen

H.-D. Bolte

Katecholamine finden seit langer Zeit in der Therapie der höhergradigen Herzinsuffizienz, insbesondere des Schocksyndroms unterschiedlicher Ätiologie, Verwendung. Wegen der nicht zu vernachlässigenden Nebenwirkungen, etwa einer begleitenden peripheren Vasokonstriktion (Noradrenalin) und arrhythmogener Effekte (Orciprenalin) werden in neuerer Zeit Katecholamine vom Typ des Dopamins und des Dobutamins bevorzugt. Die Auswirkung von Katecholaminen auf die Ventrikelhämodynamik ist auch experimentell gut belegt und verständlich. So erklärt sich bereits aus den Gegebenheiten des Druckvolumendiagramms (Abb. 1), daß positiv inotrope Effekte eine Zunahme des Schlagvolumens zur Folge haben.

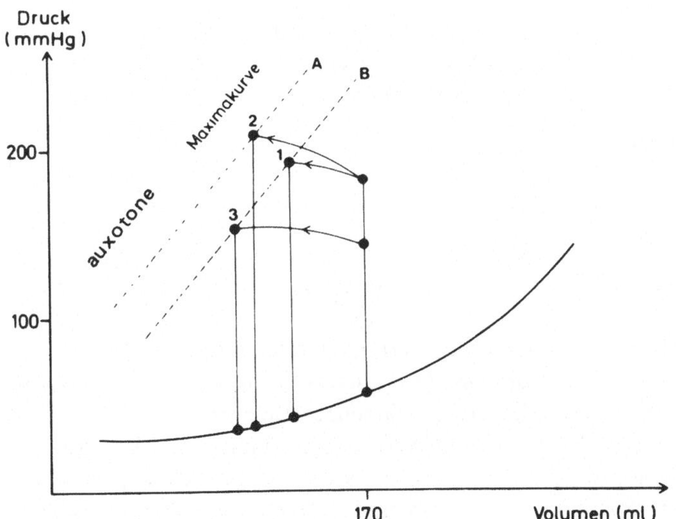

Abb. 1. Schematisierte Darstellung eines Druck-Volumen-Diagrammes und auxotone Maximakurven bei normaler (A) und verminderter Inotropie (B).
1. Herzinsuffizienz
2. Herzinsuffizienz unter positiv inotropem Einfluß
3. Herzinsuffizienz unter Drucksenkung.
(Modif. nach Ullrich, Riecker, Kramer [1])

Auch der Effekt von Vasodilatantien, d.h. im einfachsten Fall einer Druckentlastung, ist durch das Druckvolumendiagramm sinnfällig zu beschreiben.

Da es zu den wichtigen therapeutischen Zielen gehört, bei Herzinsuffizienz eine Zunahme des Schlagvolumens möglichst ohne einen gleichzeitigen Anstieg des Herzzeitvolumens zu ermöglichen, ist im Einzelfall eine sorgfältige Abwägung hinsichtlich der Indikation für Vasodilatantien und Katecholamine und die Kombination dieser beiden therapeutischen Prinzipien notwendig.

Die physikalischen Determinanten der Myokardfunktion sind Kraft und Länge sowie die Geschwindigkeit der Änderung zu jedem Zeitpunkt des Herzzyklus. Physiologischerweise wird die Myokardfunktion mit den Meßgrößen der Vorlast, Nachlast, Kontraktilität und Kontraktilitätsreserve hinreichend genau erfaßt (Tabelle 1). Metho-

Tabelle 1. Determinanten der physiologischen Herzmechanik

Vorlast:	Enddiastolisches Volumen, Enddiastolischer Druck des Ventrikels
Nachlast:	Systolische Wandspannung (Wandspannung/-Zeit-Integral)
Kontraktilität:	Geschwindigkeitsindizes (isovolumetrisch) Auswurffraktion
Herzfrequenz und Herzrhythmus	

disch muß dabei zwischen primären Meßgrößen (in vitro) und abgeleiteten Meßgrößen (in vivo) unterschieden werden. Unter klinischen Bedingungen werden für die Bewertung herangezogen:

1. Kriterien regionaler Kontraktionsstörungen (Hypokinesie, Akinesie, Dyskinesie),
2. Kriterien globaler Kontraktionsstörungen (z.B. Herzzeitvolumen, Schlagvolumenindex, Auswurffraktion, diastolische Druckvolumenbeziehungen).

Im Hinblick auf die praktische Anwendung von Katecholaminen und Vasodilatantien hat sich die Beziehung zwischen linksventrikulären Pumpfunktionsgrößen wie z.B. dem Herzzeitvolumen oder dem Schlagvolumen des Herzens, und dem linksventrikulären Füllungsdruck bewährt (Abb. 2). Diese Darstellung, die die pathophysiologischen Zusammenhänge nicht auf den ersten Blick transparent macht, eignet sich sehr für praxisbezogene Handhabungen der genannten Pharmaka. Es wird nämlich ersichtlich, daß eine kombinierte Anwendung von Vasodilatantien zusammen mit positiv inotropen Pharmaka therapeutisch erwünschte Wirkungen addiert. So kann eine Reduktion des linksventrikulären Füllungsdrucks nämlich vergesellschaftet sein mit einer Zunahme des Herzzeitvolumens in einer ventrikulär-hämodynamisch besonders ökonomischen Weise. Diese Gesichtspunkte werden im einzelnen aus den folgenden Beiträgen des Buches deutlich.

Eine Zunahme des Schlagvolumens ist unter dem Einfluß positiv inotroper Wirkungen begleitet von einem Anstieg des myokardialen Sauerstoffverbrauchs. Unter zahlreichen Krankheitsumständen muß aber eine Zunahme des Sauerstoffverbrauchs

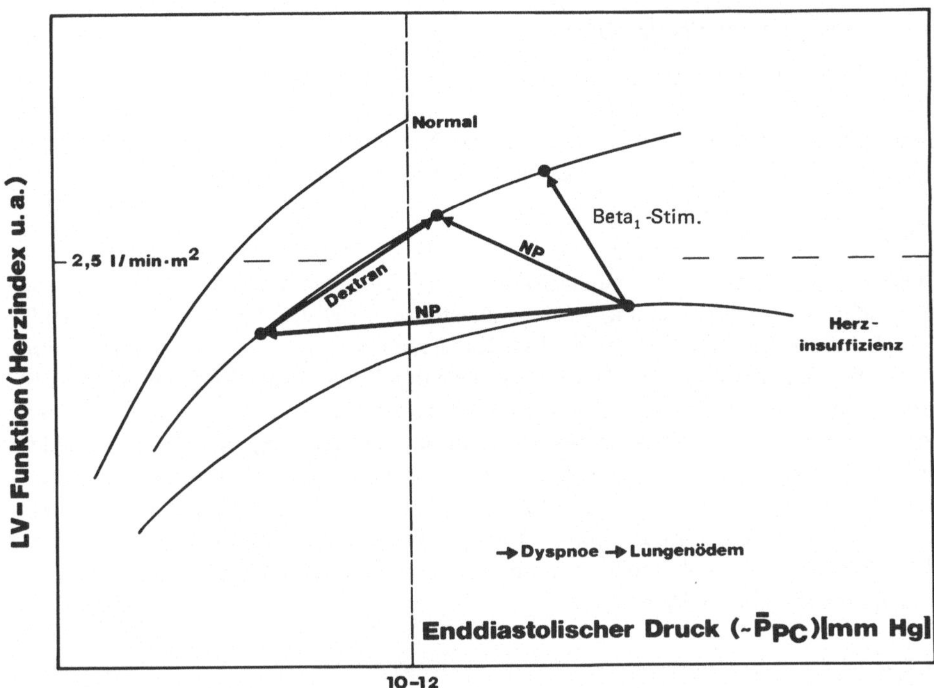

Abb. 2. Beziehung zwischen linksventrikulärer Funktion (Herzindex, Herzzeitvolumen) und enddiastolischem Druck im linken Ventrikel. Man beachte, in welcher Weise die Wirkung von Nitroprussid-Natrium (*NP*) und diejenige von β-adrenerger Stimulation (Beta-Stim) zu einer Anhebung der Funktionskurve nach links oben führt mit dem Effekt einer Zunahme von Pumpfunktionsgrößen und einer Reduktion des enddiastolischen Drucks (Nach Mason [2])

als unerwünscht gelten, da eine weitere Schädigung des Ventrikelmyokards (z.B. bei Myokardinfarkt bzw. bei dilativer Herzerkrankung) möglichst vermieden werden soll. Demzufolge hat man sich in den letzten Jahren den therapeutischen Nutzen einer Verminderung von Lastfaktoren des Herzens durch Vasodilatantien zunutze gemacht. Hierdurch gelingt es, eine Zunahme des Schlagvolumens des Herzens zu erreichen bei gleichzeitiger Verminderung von Größen, die den Sauerstoffverbrauch des Herzens determinieren. Siehe hierzu Tabelle 1.

So sehr bereits seit langem Katecholamine und Vasodilatantien, insbesondere die kombinierte Anwendung, als besonders sinnvoll in therapeutischer Hinsicht gelten mußten, so ist doch erst in neuerer Zeit für die klinische Praxis in einer systematischen Weise Nutzen aus den genannten Erkenntnissen gezogen worden. Offensichtlich bedurfte es zunächst der Entwicklung einfacher Methoden, um wichtige hämodynamische Größen zu messen, wie z.B. das Herz, den linksventrikulären Füllungsdruck bzw. den diastolischen pulmonalarteriellen Druck. So ist seit der Einführung der Einschwemmkathetertechnik auch im Einzelfall eine genaue Kontrolle der Wirkung unter dem Einfluß von Vasodilatantien und Katecholaminen durchführbar, was bei Schwerkranken zu risikoarmer Handhabung dieser Pharmaka unerläßlich ist.

Pathophysiologie und Pharmakologie

Als wichtigste Determinanten einer physiologischen Herzmechanik gelten die sog. *Vorlast* des Ventrikels, die *Nachlast*, ferner die *Kontraktilität* sowie *Herzfrequenz* und *Herzrhythmus*. Durch eine Behandlung mit Vasodilatantien werden in erster Linie Größen der Vorlast und der Nachlast beeinflußt [3].

Vorlast

Diese Größe ist durch die enddiastolische Druckvolumenbeziehung gekennzeichnet und steht in enger Beziehung zum enddiastolischen Druck (Füllungsdruck) im linken Ventrikel. Das Ausmaß der Vorlast des Herzens ist im wesentlichen mitbestimmt durch die Ventrikelgeometrie (La Place) sowie durch das intravaskuläre Flüssigkeitsvolumen. Diuretika führen zu einer Verminderung des Blutvolumens; Nitrate bewirken vorzugsweise eine Umverteilung des Blutes in das venöse Kompartiment, gleichbedeutend mit einer Zunahme der Kapazität des venösen Niederdrucksystems. Ferner wird die Vorlast durch eine Steigerung der Auswurffraktion indirekt vermindert, ein Effekt, der auch unter dem Einfluß positiv inotroper Pharmaka anzutreffen ist. — Abnorme Erhöhungen der Vorlast finden sich z.B. bei Hypervolämie, akuter Aorteninsuffizienz und akuter Mitralinsuffizienz.

Nachlast

Diese Größe ist als mittlere systolische Wandspannung des Ventrikels beschreibbar. Die Wandspannung steht unter bestimmten Voraussetzungen in enger Beziehung zum Aortenmitteldruck. Neben der Ventrikelgeometrie sind zahlreiche Faktoren für die Nachlast mitbestimmend. So ist die mittlere linksventrikuläre Wandspannung von der Gesamtkraft bezogen auf die zirkumferentielle Längeneinheit (Produkt aus Druck und Radius) bedingt. Unter Einbeziehung der Ventrikelwanddicke ergibt sich eine umgekehrte Beziehung zwischen Wandspannung und Wanddicke.

Das heißt: Bei Ventrikelhypertrophie kann trotz eines erhöhten Blutdrucks die Wandspannung pro Wandquerschnitt (Produkt von Druck und Radius, dividiert durch die Wanddicke) normal sein. Eine Reduktion der Nachlast kann erreicht werden durch eine arterielle Vasodilatation. Dabei braucht eine Erniedrigung des Blutdrucks nicht einzutreten, wenn nur der arterielle Gefäßwiderstand (Impedanz) vermindert ist. Abnorme Erhöhungen der Nachlast finden sich z.B. bei akuter hypertoner Krise und akutem Cor pulmonale.

Impedanz

Als Impedanz des Großkreislaufs bezeichnet man die instantane Beziehung zwischen der Änderung des Aortendrucks und dem Aortenfluß. Die linksventrikuläre Impedanz ist vorzugsweise bestimmt durch die Dehnbarkeit im arteriellen Gefäßsystem und durch den peripheren Gesamtwiderstand, der gleichzusetzen ist mit der Geschwindigkeit des Abstroms vom systemischen arteriellen System in das venöse System.

Die systemische arterielle Impedanz wird biologisch durch Änderungen des arteriolären Gefäßtonus reguliert und ist durch eine pharmakologische Vasodilatation modifizierbar.

Beziehungen zur Herzarbeit

Bei einer reduzierten Ventrikelfunktion bewirkt eine erhöhte Kreislaufimpedanz eine Reduktion der zirkumferentiellen Verkürzungsgeschwindigkeit und der Auswurffraktion mit der Folge eines Anstiegs des linksventrikulären Füllungsdrucks. Das heißt: das Schlagvolumen muß bei angestiegenem Energiebedarf entsprechend dem Anstieg der intramyokardialen Wandspannung (La-Place-Beziehung) aufrecht erhalten werden. Ein zusätzlicher Faktor, der einen Anstieg des myokardialen Sauerstoffverbrauchs bewirkt, ist das Wandspannungszeitintegral. Bei schwerem Pumpversagen, insbesondere im Rahmen einer koronaren Herzerkrankung, ist eine Erhöhung der Kreislaufimpedanz und damit der Nachlast vorhanden. So wird ein weiterer Anstieg des myokardialen Sauerstoffverbrauchs verursacht. Dadurch wird die Ischämie zusätzlich gesteigert mit einer resultierenden weiteren Verminderung der Pumpfunktion. Die verminderte Pumpfunktion wiederum erhöht über einen erhöhten Sympatikotonus den peripheren Gesamtwiderstand weiter. Auf diese Weise werden zusätzlich Größen der Vorlast und Nachlast gesteigert. Aus diesen Überlegungen wird deutlich, daß sinnvollerweise der Circulus vitiosus über eine systemische Vasodilatation unterbrochen werden kann.

Vasodilatantien beeinflussen die genannten Größen der Vorlast und Nachlast in quantitativ unterschiedlicher Weise.

Katecholamine (Tabelle 2 und 3)

Die uns zur Verfügung stehenden Katecholamine (Abb. 3) unterscheiden sich hinsichtlich ihres Wirkungsmusters nicht unerheblich. Die klinischen Auswirkungen dieser Substanzen sind wesentlich determiniert durch das Ausmaß der Stimulation von adrenergen Rezeptoren. Siehe hierzu Tabelle 2 und Abb. 4. Als besonders hervorstechend müssen gelten Norepinephrin, das ausgeprägte α- und β_1-adrenerge Wirkungen besitzt, Isoproterenol, das keine α-adrenergen, dafür aber β_1- und β_2-adrenerge Wirkungen in hoher Ausprägung besitzt, Dopamin (bei Dosierungen geringer als 300 μg/min) und Dobutamin, die bei den geringen α-adrenergen Wirkungen ausgeprägte β_1-adrenerge Wirkungen hervorrufen.

Tabelle 2. Relative adrenerge Rezeptoraktivität verschiedener Katecholamine

	α Peripher	β_1 Kardial	β_2 Peripher
Norepinephrin	++++	+++	0
Epinephrin	++++	++++	++
Dopamin	++	++++	+
Isoproterenol	0	++++	++++
Dobutamin	(+)	++++	++

Tabelle 3. Positiv inotrope Pharmaka

Glykoside		
Dopamin (steigert zusätzlich renal die Diurese)	$180-300\ \mu g/min$	i.v.
Dobutamin (ohne renale Wirkung)	$1,5-10\ \mu g/kg/min$	i.v.
Noradrenalin (peripher vasokonstringierend)		
Isoproterenol (peripher vasodilatierend)	$0,5-2\ \mu g/min$	i.v.
Orciprenalin (β-Rezeptoren-Stimulation)	$5-20\ \mu g/min$	i.v.

Noradrenalin (Norepinephrin): Die Substanz besitzt wegen ihrer vorwiegenden α-adrenergen Aktivität vorzugsweise eine periphere vasokonstringierende Wirkung. Sie hat jedoch auch gleichzeitig wegen einer β_1-adrenergen Aktivität eine Steigerung der Kontraktionskraft des Herzens zur Folge. In hoher Dosis kann sie einen Anstieg des pulmonal-arteriellen Drucks bewirken, was unter zahlreichen Umständen als nachteilig anzusehen ist. Noradrenalin ist indiziert, sofern bei kardiogenem Schocksyndrom eine Behandlung mit Dopamin und Dobutamin nicht erfolgreich ist. Außerdem ist Noradrenalin indiziert bei septischem Schock, insbesondere bei der sogenannten hyperdynamen Form, bei dem sog. „warmen" Schock, und bei peripherer Vasodilatation.

Adrenalin (Epinephrin): Die α- und β-adrenerge Aktivität ist deutlich dosisabhängig. Beim Menschen bewirkt eine therapeutische Dosis überwiegend die β-adrenerge Aktivi-

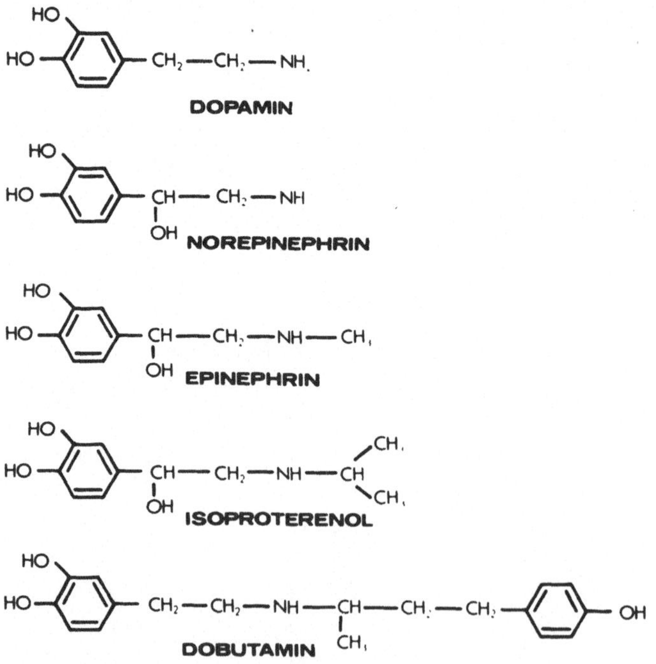

Abb. 3. Chemische Struktur sympathomimetischer Amine

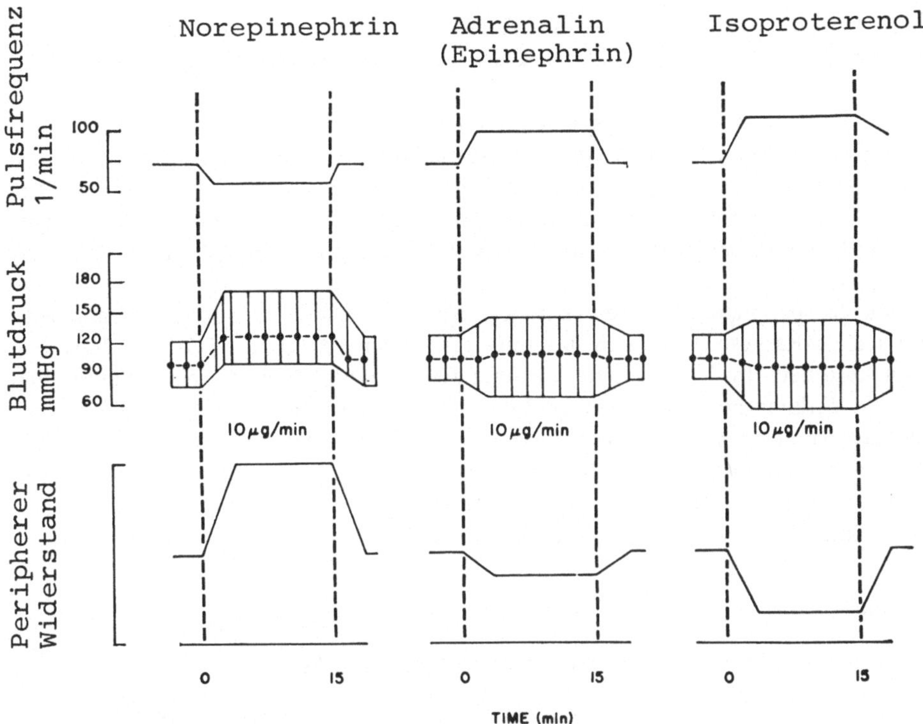

Abb. 4. Auswirkung einer intravenösen Infusion von Noradrenalin, Adrenalin und Isoproterenol auf Pulsfrequenz, arteriellen Blutdruck und peripheren Gefäßwiderstand (schematisch) [4]

tät mit Tachykardie, Steigerung der Myokardialkontraktionskraft sowie gleichzeitig einer Vasokonstriktion der Arteriolen von Haut und Nieren. Adrenalin ist das Medikament der Wahl bei anaphylaktischem Schock sowie bei Asystolie.

Isoproterenol (Aludrin): Nahezu wirkungsgleich mit Orciprenalin (Alupent), hat vorwiegend β-rezeptorstimulierende Eigenschaften, bewirkt aber gleichzeitig eine Dilatation im Bereich der Arteriolen der Skelettmuskulatur. So erklärt sich bei Abnahme des mittleren arteriellen Blutdrucks eine unproportionale Zunahme des myokardialen Sauerstoffverbrauches. So kann es außerdem wegen eines koronaren Steal-Effekts zu einer Zunahme der Ischämie minderperfundierter Myokardanteile kommen. Die Indikation für Orciprenalin und Isoproterenol ist insbesondere bei kardiogenem Schocksyndrom mit vorherrschender Bradykardie als Überbrückungsmaßnahme bis zur Realisierung einer Schrittmachertherapie indiziert.

Dopamin: — besitzt eine starke β-adrenerge, positiv inotrope Wirkung, die bei Dosierungen, die geringer als 300 μg/min sind, mit einer geringen α-adrenergen Aktivität vergesellschaftet ist. Deshalb sollten höhere Dosierungen möglichst vermieden werden, zumal mit einer Zunahme der Dosis auch arrhythmogene Effekte zunehmend hervortreten. Wegen seiner renalen Wirkung, die unabhängig von der β-Stimulation eine Diurese fördert, ist Dopamin insbesondere beim oligurischen Patienten geschätzt.

Häufig wird die Ansprechbarkeit auf Saluretika durch Dopamin wiederhergestellt [5]. Auch ist dies der Fall, wenn gleichzeitig Noradrenalin verabfolgt wird.

Dobutamin: Die positiv inotrope Wirkung von Dobutamin beruht im Vergleich zu derjenigen von Dopamin nicht auf einer Ausschüttung endogener Katecholamine, sondern auf einem direkten β_1-stimulierenden Effekt. Es behält daher seine Wirksamkeit auch, wenn — wie im Experiment nachweisbar — endogene Katecholaminspeicher entleert sind, so z.B. bei Patienten mit chronischer Herzinsuffizienz oder nach Reserpineinfluß.

An den peripheren Gefäßen überwiegt die Wirkung auf die β_2-Rezeptoren diejenige auf die α-Rezeptoren, so daß zusammengenommen eine geringe periphere Vasodilatation resultiert. Im Vergleich zu Dopamin zeigt Dobutamin auch keine selektiv dilatierende Wirkung auf die Nieren- und die Splanchnikusgefäße, wirkt aber im Zusammenhang damit auch nicht direkt diuresesteigernd. Dobutamin ist wegen seiner relativ geringen arrhythmogenen und in niedriger Dosis auch geringen frequenzsteigernden Wirkungen heute das Katecholamin der ersten Wahl, wenn eine Steigerung der myokardialen Kontraktionskraft wichtigstes therapeutisches Ziel ist.

Vasodilatantien

Zur Dosierung s. Tabelle 4; zur Wirkungscharakteristik s. Abb. 5.

Tabelle 4. Pharmaka zur Verminderung von Lastfaktoren (Vorlast, Nachlast); man beachte, daß die Reihenfolge so gewählt wurde, daß von oben nach unten durch die Pharmaka die Großkreislaufimpedanz zunehmend reduziert wird und daß von unten nach oben Pharmaka mit zunehmender Wirkung auf das kapazitive venöse Niederdrucksystem angeordnet sind (s. hierzu Abb. 6)

Nitroglyzerin	(0,4) 0,8–1,6 mg	sublingual
(z.B. Nitrolingual)	1–3–(6) mg/h	i.v.
Isosorbiddinitrat	2–5 x 5 mg	p.o.
(z.B. Isoket)		
Molsidomin	2–3 x 2 mg tgl.	p.o.
(Corvation)		
Nitroprussid-Natrium	25–500 μg/min	i.v.
Prazosin	2–3 x tgl. 0,5 mg tgl.	p.o.
(Minipress)		
Dihydralazin	2–8 x 25 mg tgl.	p.o.
(z.B. Nepresol)		

Nitroglyzerin: Der dominierende Angriffspunkt von Nitroglyzerin ebenso wie der von anderen organischen Nitraten einschließlich der Langzeitnitrate liegt am venösen Gefäßsystem (Abb. 6). Es kommt bei nicht zu schneller Applikation zu einer vorwiegend

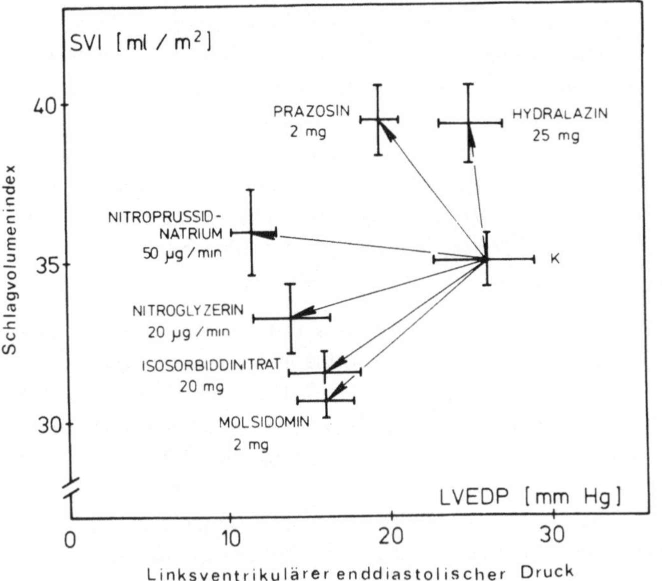

Abb. 5. Wirkungscharakteristika unterschiedlicher Vasodilatantien (Aus [6])

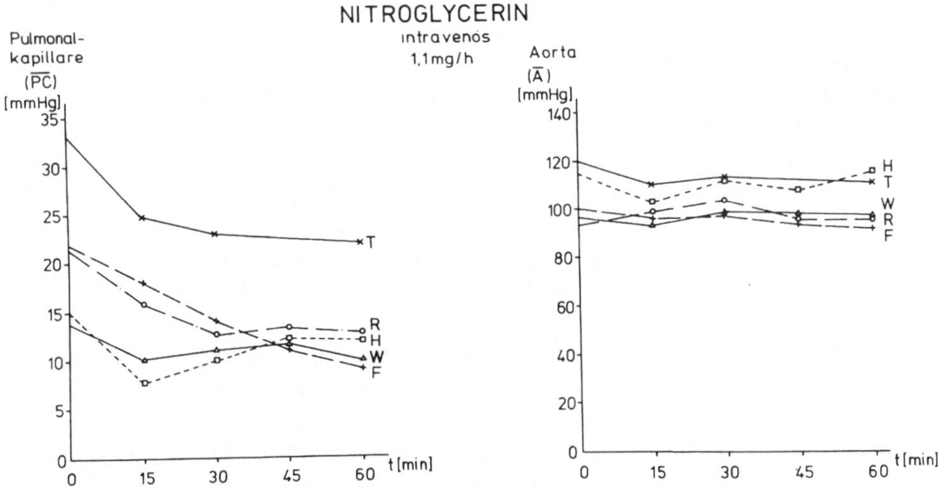

Abb. 6. Auswirkung von Nitroglyzerin in niedriger Dosis (1 mg/h) auf den Pulmonalkapillardruck und den Aortenmitteldruck in simultaner Meßanordnung. Man beachte, daß trotz Abnahme des Pulmonalkapillardrucks eine Reduktion des arteriellen Blutdrucks nicht eintritt (eigene Untersuchungen (Aus [11])

venösen Vasodilatation mit einer Erhöhung der Kapazität des Niederdrucksystems. Bei der oralen Applikationsform wird eine nur verhältnismäßig geringe Beeinflussung des peripheren systemischen Gefäßwiderstands erreicht. Der vorherrschende therapeutische Effekt von Nitroglyzerin und Nitrat beruht auf einer Reduktion des venösen

Rückstromes zum Herzen, wodurch eine Abnahme der linksventrikulären Herzgröße und der intramyokardialen Wandspannung herbeigeführt wird. Die ventrikuläre Vorlast wird vermindert und der myokardiale Sauerstoffverbrauch reduziert. Diese Wirkung ist bei sublingualer Applikation gegeben. Wird hingegen eine rasche Aufnahme mit kurzfristig hohen Plasmakonzentrationen etwa durch Inhalation eines Nitroglyzerin-Aerosols erreicht, dann kann die ausgeprägte systemische Vasodilatation auch des arteriellen Gefäßsystems verbunden sein mit einer reaktiven adrenergen Stimulation, die die erwünschten Wirkungen vorübergehend zunichte machen kann [8].

Nitroprussid-Natrium: Die gut begründete hypotensive Wirkung von Nitroprussid-Natrium ist das Resultat einer direkten peripheren Vasodilatation, unabhängig von der sympathischen Innervation. Die pharmakologisch aktive Wirkkomponente von Nitroprussid-Natrium ist die Nitroso-Gruppe, die chemisch der Nitrat-Gruppe ähnlich ist, wie sie allen klinisch im Gebrauch befindlichen Nitraten zukommt. Trotz der chemischen Ähnlichkeit ist Nitroprussid-Natrium ein relativ wirksamer Vasodilatator. Im Unterschied zu den Nitraten hat Nitroprussid-Natrium annähernd gleichmäßige vasodilatatorische Effekte sowohl am arteriellen als auch am venösen Gefäßsystem. Ähnlich wie auch bei den Nitraten zeigt sich eine Auswirkung auf das Herzzeitvolumen und das Schlagvolumen, besonders bei erhöhten Ausgangsdrücken im linken Ventrikel enddiastolisch (erhöhte Füllungsdrücke) [9]. Besteht dagegen ein hypovolämisches Zustandsbild mit niedrigen linksventrikulären Füllungsdrücken, resultiert durch Nitroprussid-Natrium eine Reduktion des Schlagvolumens mit einer weiteren Reduktion der Füllungsdrücke [10]. Dies ist auch der Fall, wenn die Nitroprussid-Natrium-Dosis zu hoch gewählt wird. — Die Abnahme der myokardialen Wandspannung zusammen mit einer Abnahme des Füllungsvolumens und damit der geometrischen Größen bewirkt in ähnlicher Weise wie bei den Nitraten eine Reduktion des myokardialen Sauerstoffverbrauches. Eine Steigerung des Schlagvolumens kann ggf. unter Nitroprussid-Natrium-bedingter Vasodilatation besonders dadurch gefördert werden, daß gleichzeitig eine Erhöhung des intravaskulären Volumens durch eine Infusionsbehandlung z.B. mit Dextran durchgeführt wird [2]. — Siehe auch Abb. 2.

Phentolamin: Phentolamin ist eine Substanz, die eine Blockierung der α-adrenergen Effekte hervorruft. Sinngemäß entstehen die gleichen Auswirkungen auf das Herzzeitvolumen und den myokardialen Sauerstoffverbrauch wie bei Nitroprussid-Natrium mit der Ausnahme, daß häufig unter dem Einfluß von Phentolamin eine Zunahme der Herzfrequenz resultiert. — Die Bedeutung von Phentolamin ist heute mehr historischer Art, da diese Substanz zu den ersten zählt, die bei Myokardinfarkt zur Verminderung der Nachlast angewendet wurden.

Prazosin: Diese Substanz erzielt in einer oralen Dosierung von 1—2 mg 3—4mal täglich eine langanhaltende Vasodilatation, die nicht nur das arterielle System, sondern auch das venöse System betrifft. Sie basiert auf einer α-(Post-) Rezeptor-Blockade. Der Vorteil dieser Substanz liegt in der oralen Verwendbarkeit, die auch bei Hydralazin gegeben ist. Das bedeutet, daß Prazosin im Hinblick auf die therapeutische Effizienz i.v. appliziertem Nitroprussid-Natrium ähnlich ist.

Hydralazin: Hydralazin zählt zur Gruppe der Phthalazinderivate. Seine vorzugsweise Wirkung ist die direkte Relaxation der vaskulären glatten Muskulatur. Die Wirkung an den Arteriolen ist vergleichsweise mit der anderer Vasodilatatoren am größten und verhältnismäßig am geringsten am venösen Gefäßsystem. Wie Abb. 5 zeigt, ist Hydralazin besonders effizient zur Steigerung des Herzzeitvolumens bei nur verhältnismäßig geringer Abnahme des linksventrikulären Füllungsdrucks. Allein angewendet induziert Hydralazin auch in niedrigen Dosierungen nicht selten eine reflektorische Tachykardie. Bei bereits vorbestehender Tachykardie im Rahmen einer Myokardinsuffizienz allerdings läßt sich eher eine Normalisierung der Herzfrequenz unter Hydralazin beobachten.

Captopril: Neuerdings ist zur Behandlung der Herzinsuffizienz auch Captopril benutzt worden. Einzeldosierungen von 25–150 mg erhöhten den Herzindex von $1{,}75 \pm 0{,}18$ auf $2{,}27 \pm 0{,}39$ (Mittelwert $\pm$ SD) $l/min/m^2$. Es handelt sich dabei um ein oral anwendbares Pharmakon, das als Inhibitor des Angiotensin-converting-Enzyms gilt. Unter der genannten Dosis wurde eine mittlere Erniedrigung des arteriellen Mitteldrucks von $83{,}7 \pm 7{,}0$ auf $70{,}3 \pm 9{,}9$ mmHg beobachtet. Außerdem war der pulmonale Verschlußdruck von $26{,}5 \pm 7{,}5$ auf $17{,}3 \pm 6{,}1$ mmHg reduziert. Das bedeutet, daß bei statistisch nichtveränderter Herzfrequenz sowohl Faktoren der Nachlast als auch solche der Vorlast reduziert werden [12].

Zusammengenommen wird ersichtlich, daß im Regelfall eine überwiegende Verminderung von Vorlastgrößen mit einer Reduktion des Herzzeitvolumens einhergeht, wohingegen eine vorherrschende Reduktion von Nachlastfaktoren mit einer Zunahme des Herzzeitvolumens beantwortet wird.

Zusammenfassende Schlußfolgerungen

Zur Behandlung der höhergradigen Herzinsuffizienz und des kardiogenen Schocks ist eine sorgfältige Beobachtung des Patienten eine unerläßliche Voraussetzung. Bei eingetretenem Schocksyndrom ist eine Überwachung mit Messung des zentralen Venendrucks und möglichst auch mit blutiger Messung des arteriellen Blutdrucks Voraussetzung. Als therapeutische Ziele müssen gelten: eine Steigerung des Herzindex, eine Senkung des diastolischen pulmonal arteriellen Drucks und eine Konstanz des arteriellen Blutdrucks mit Werten, die diastolisch möglichst höher als 80 mmHg sein sollten. Siehe hierzu Tabelle 5.

Tabelle 5. Behandlung der Herzinsuffizienz mit Vasodilatantien und Katecholaminen

Therapeutische Ziele:
1. Steigerung des Herzindex $> 2{,}0$ $l/min/m^2$
2. Senkung des diastolischen Pulmonalarteriendrucks (PADP) < 20 mm Hg; $\geqslant 12$ mm Hg
3. Konstanz des arteriellen Blutdrucks, diastolisch $\geqslant 80$ mm Hg

Wie bei der differentialtherapeutischen Anwendung von Vasodilatantien und Katecholaminen ist allgemein in Erwägung zu ziehen, daß möglichst durch eine Verminderung von Lastfaktoren eine Zunahme des Herzzeitvolumens erreicht werden sollte. Erst wenn dies aus bestimmten Gründen nicht realisierbar ist, sind positiv inotrope Maßnahmen bei schwerkranken Patienten dann wegen der guten Steuerbarkeit mit Katecholaminen indiziert.

Bei kardialem Lungenödem sind Vasodilantantien vom Typ der Nitrate die Maßnahmen der ersten Wahl. Bei kardiogenem Schocksyndrom aus myokardialer Ursache ist eine Kombination mit Katecholaminen meistens unumgänglich. Siehe hierzu Tabelle 6 und Kapitel „Spezielle Indikationen".

Tabelle 6. Behandlung der Herzinsuffizienz mit Vasodilatantien und Katecholaminen — Differentialtherapie —

Nitroglycerin:	Lungenödem kardialer Genese
Nitroprussid:	Akuter Myokardinfarkt mit vermindertem Herzzeitvolumen bei Normotonie;
	Lungenödem bei Hypertonie;
	Akute Mitralinsuffizienz;
	Akute Aorteninsuffizienz;
	Ventrikelseptumdefekt im Verlauf eines Myokardinfarkts
Kombination von Nitroglycerin oder/und Nitroprussid mit Dopamin oder/und Dobutamin	Kardiogener Schock aus myokardialer Ursache

Literatur

1. Ullrich KJ, Riecker G, Kramer K (1954) Das Druck-Volumendiagramm des Warmblüterherzens (isometrische Gleichgewichtskurven). Pflügers Arch 259:481
2. Mason DT (1978) Afterload reduction in the treatment of cardiac failure. Schweiz Med Wochenschr 108:1695
3. Riecker G, Bolte HD, Lüderitz B, Strauer B (1978) Ätiologische und pathophysiologische Grundlagen des akuten Myokardversagens. Verh Dtsch Ges Herz Kreislaufforsch 44:79
4. Innes JR, Nickersen M (1975) Norepinephrine, epinephrine and the sympathomimetic amines. In: Goodman LS, Gilman A (eds) The parmacological basis of therapeutics. Macmillan, London, p 477
5. Autenrieth G, Bolte HD, Krüger R, Erdmann E, Krawietz W (1975) Erfahrungen in der therapeutischen Anwendung von Dopamin in der internistischen Intensivmedizin. Therapiewoche 25:5179

6. Cyran J, Bolte HD (1979) Messungen von Größen der Pumpfunktion und Kontraktitlität unter dem Einfluß von Molsidomin bei Patienten mit koronarer Herzkrankheit. In: Lochner W, Bender F (Hrsg) Molsidomin; Neue Aspekte in der Therapie der ischemischen Herzerkrankung. Urban und Schwarzenberg, München Wien Baltimore, 119–133
7. Bolte HD (1980) Behandlung der Herzinsuffizienz mit Vasodilatantien. Internist 12:753
8. Capone R, Mason DT, Amsterdam EA, Zelis R (1972) A comparison of the action of short and long-action nitrites on the peripheral circulation. Clin Res 20:204
9. Miller RR, Vismara LA, Zelis R, Amsterdam EA, Mason DT (1975) Clinical use of sodium nitroprusside in chronic ischemic heart disease: Effects on peripheral vascular resistance and venous tone and on ventricular volume, pump and mechanical function. Circulation 51:328
10. Chatterjee K, Parmley WW, Ganz W, Forrester J, Swan HJC (1973) Hemodynamic and metabolic responses to vasodilator therapy in acute myocardial infarction. Circulation 48:1183
11. Bolte HD (1977) Therapie bei kardiogenem Schocksyndrom. Med Welt 28:1710
12. Davies R, Ribner HS, Keung E, Sonnenblick EH (1979) Effect of captopril in heart failure. N Engl J Med 301:117

Therapeutischer Nutzen von Dobutamin im Vergleich mit anderen Katecholaminen

F. Kersting und H. Just

Zur Behandlung verschiedener Schockformen, des Low-cardiac-output-Syndroms und auch der chronischen Herzinsuffizienz mit sympathomimetischen Aminen wird zunehmend das in den letzten Jahren synthetisierte Dobutamin eingesetzt (Abb. 1). Dobu-

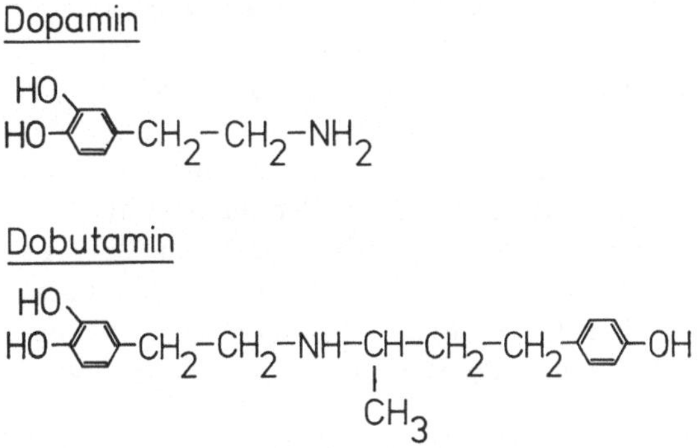

Dopamin

$$HO\text{-}(HO\text{-})C_6H_3\text{-}CH_2\text{-}CH_2\text{-}NH_2$$

Dobutamin

$$HO\text{-}(HO\text{-})C_6H_3\text{-}CH_2\text{-}CH_2\text{-}NH\text{-}\underset{CH_3}{CH}\text{-}CH_2\text{-}CH_2\text{-}C_6H_4\text{-}OH$$

Abb. 1. Strukturformeln von Dopamin und Dobutamin

tamin wurde als β_1-stimulierende Substanz mit vorwiegend positiv inotroper und nur geringer positiv chronotroper Wirkung entwickelt. Ein frequenzsteigernder Effekt war in einigen Untersuchungen [1, 2] weniger, in anderen Untersuchungen dagegen stärker ausgeprägt. So war insbesondere im direkten Vergleich von Isoproterenol und Dobutamin bei Patienten kurz nach Herzklappenersatz kein signifikanter Unterschied zwischen beiden Substanzen hinsichtlich ihrer Wirkung auf Steigerung der Herzzeitvolumens und Steigerung der Herzfrequenz festzustellen [3].

In verschiedenen klinischen Untersuchungen konnte nachgewiesen werden, daß Dobutamin im Vergleich zu Dopamin auf die linksventrikuläre Hämodynamik unter bestimmten Umständen Vorzüge hat; d.h. während Dopamin den Pulmonalarteriendruck und den linksventrikulären enddiastolischen Druck steigen ließ, senkte Dobutamin diese Größen und führte damit zu einer Verbesserung der linksventrikulären hämodynamischen Funktion.

Diese unterschiedlichen kardiovaskulären Wirkungen sind z. T. damit erklärt worden, daß Dobutamin vorwiegend über eine Stimulation von kardialen β_1-Rezeptoren wirkt und kaum — wie Dopamin — zusätzlich eine α- und β_2-sympathomimetische Eigenschaft besitzt. Darüber hinaus sind die unterschiedlichen hämodynamischen

Effekte von Dobutamin und Dopamin darauf zurückgeführt worden, daß Dopamin im Gegensatz zu Dobutamin dem neuronalen Wiederaufnahmemechanismus unterliegt und z. T. durch Freisetzung von gespeichertem Noradrenalin wirkt. Dieser Hinweis auf eine teilweise indirekte positiv inotrope Wirkung von Dopamin über eine Freisetzung von Noradrenalin im Gegensatz zur direkten positiv inotropen Wirkung von Dobutamin war durch tierexperimentelle Untersuchungen von Tuttle [4] entstanden. Es konnte nämlich in diesen Untersuchungen nachgewiesen werden, daß nach Blockade des neuronalen Aufnahmemechanismus für Noradrenalin mit Desmethyl-Imipramin der positiv inotrope Effekt von Dopamin reduziert bzw. aufgehoben werden konnte, dagegen der positiv inotrope Effekt von Dobutamin von einer neuronalen Aufnahmeblockade unbeeinflußt blieb.

Im folgenden sollen vergleichende Untersuchungen mit Dobutamin und Dopamin dargestellt werden.

Ziel dieser Untersuchung war 1. die kardiovaskulären Wirkungen von Dopamin und Dobutamin zu vergleichen und 2. festzustellen, in welcher Weise die Effekte der beiden Substanzen durch neuronale Wiederaufnahmeblockade mit Desmethyl-Imipramin, einem trizyklischen Antidepressivum, verändert würden.

Die Untersuchung wurde an 6 Patienten im Alter zwischen 35 und 54 Jahren durchgeführt. Nach routinemäßiger Herzkatheterdiagnostik wurden die über die Armvenen in Pulmonalarterienposition gelegten Einschwemmkatheter belassen. Bei 3 Patienten war eine Kardiomyopathie mit dem klinischen Schweregrad I–II nach der New York Heart Association (NYHA), bei den anderen 3 Patienten keine kardiale Erkrankung diagnostiziert worden. Patienten mit Herzrhythmusstörungen waren von der Untersuchung ausgeschlossen.

Am Tage nach der Herzkatheteruntersuchung wurden folgende Parameter gemessen: Herzfrequenz mittels kontinuierlich registriertem EKG, Blutdruck mit der Ultraschall-Arteriosonde, Pulmonalarteriendruck über Swan-Ganz-Katheter mit Statham-Druckwandler und Herzzeitvolumen durch Thermodilution. Anschließend wurden für diese Parameter Dosiswirkungskurven unter Dopamin und Dobutamin – in wechselnder Reihenfolge von Patient zu Patient – jeweils mit der Dosis von 2, 4 und 8 µg/kg/min erstellt. Am darauffolgenden Tag wurden die gleichen Messungen wiederholt, nachdem 3 h vorher 50 mg Desmethyl-Imipramin (Pertofran) per os zur neuronalen Aufnahmeblockade von den Patienten eingenommen worden war.

Das Ausmaß der neuronalen Aufnahmeblockade wurde bei 3 Patienten durch Bolusinjektionen von Tyramin und seine Wirkung auf den systolischen Blutdruck ermittelt. Dabei zeigte sich, daß zur Steigerung des systolischen Blutdrucks um 20 mmHg nach 50 mg Desmethyl-Imipramin etwa die 4,7fache Dosis wie am Vortag, d.h. ohne Aufnahmeblockade, notwendig war (Abb. 2).

Die Herzfrequenz wurde unter Dosissteigerung mit Dobutamin wie mit Dopamin erhöht, dabei zeigte Dobutamin einen stärkeren Frequenzeffekt als Dopamin. Nach Blockade des neuronalen Aufnahmemechanismus mit Desmethyl-Imipramin kam es weiterhin zu einer Frequenzsteigerung, die diesmal unter Dopamin stärker als unter Dobutamin ausgeprägt war. Der systolische Blutdruck blieb unter Dobutamin unabhängig von einer bestehenden Wiederaufnahmeblockade; durch Dopamin war jedoch eine deutlich abgeschwächte Blutdrucksteigerung, d.h. um maximal 14% durch Vorbehandlung mit Desmethyl-Imipramin eingetreten. Parallel zu diesem unterschiedli-

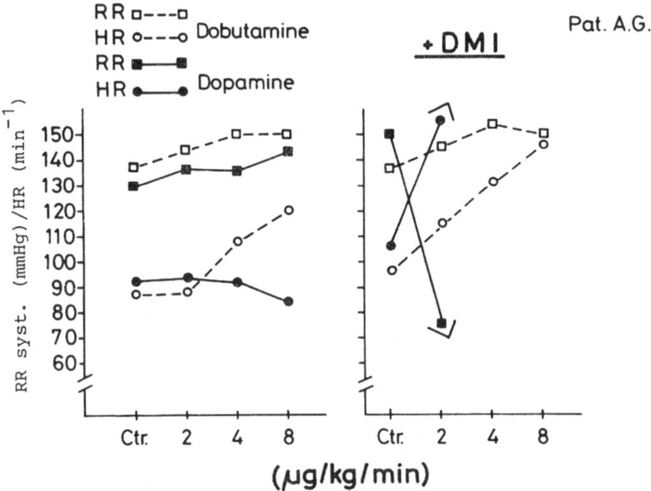

Abb. 2. Prozentuale Änderung des systolischen Blutdrucks gegenüber Kontrollwerten. *Untere Bildhälfte* mit 4 µg/kg/min, *obere Bildhälfte* mit 8 µg/kg/min Dobutamin (DOB) und Dopamin (DOP). *Offene Symbole:* Effekte ohne Desmethyl-Imipramin, *geschlossene Symbole:* Effekte mit Desmethyl-Imipramin (DMI)

chen Verhalten des systolischen Blutdrucks war auch der Schlagvolumenindex nach Wiederaufnahmeblockade unter Dopamin deutlich schwächer ausgeprägt als unter Dobutamin; mit anderen Worten: im wesentlichen blieben die hämodynamischen Wirkungen von Dobutamin unbeeinflußt durch Desmethyl-Impramin.

Die kardiovaskulären Effekte von Dopamin wurden dagegen durch Desmethyl-Imipramin deutlich beeinflußt, d.h. eine vorher bestehende systolische Blutdrucksteigerung und eine Erhöhung des Schlagvolumenindex wurde durch eine Blockade des neuronalen Wiederaufnahmemechanismus reduziert. Anschaulich wird diese Abhängigkeit der Dopaminwirkung von der indirekten Freisetzung gespeicherten Noradrenalins, das bei Blockade des neuronalen Aufnahmemechanismus nicht mehr in gleichem Ausmaß freigesetzt werden kann, durch den Verlauf bei einem Patienten (Abb. 3), bei dem die Untersuchung abgebrochen wurde. Am ersten Untersuchungstag, also ohne Desmethyl-Imipramin, zeigte sich ein typischer Anstieg des systolischen Blutdrucks unter beiden Substanzen, ein Frequenzanstieg unter Dobutamin und praktisch eine gleichbleibende Herzfrequenz unter Dopamin.

Am nächsten Tag wurde unter neuronaler Aufnahmeblockade die Dobutamindosiswirkungskurve wiederholt und zeigte im wesentlichen keine Veränderungen gegenüber dem Vortag. Mit der niedrigsten Dopamindosis von 2 µg/kg/min kam es jedoch dann zu einem ausgeprägten Abfall des systolischen Blutdrucks von 150 auf 76 mmHg. Die Herzfrequenz stieg dabei von 106 auf 155 Schläge pro Minute an. Innerhalb von 3 min nach sofortiger Beendigung der Dopamininfusion wurde ein Blutdruck von 146/96 mmHg wieder erreicht.

Die Untersuchungen lassen letztlich keine eindeutige Erklärung zum Mechanismus, der diesem unterschiedlichen Verhalten von Dobutamin und Dopamin zugrundeliegt, zu. Es ist jedoch vorstellbar, daß durch die Blockade der neuronalen Auf-

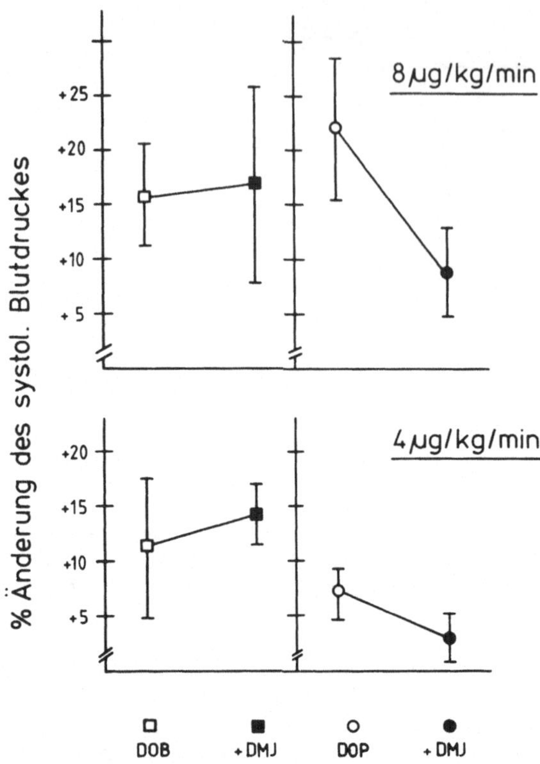

Abb. 3. Systolischer Blutdruck (mmHg) und Herzfrequenz (Schl./min) beim Patienten A.G. *Linke Bildhälfte:* Untersuchung am 1. Tag, *rechte Bildhälfte:* am 2. Tag mit Desmethyl-Imipramin (+ DMI). *Offene Symbole, durch Striche verbunden,* stellen Dobutamindosiswirkungskurven dar, *geschlossene Symbole, mit Linien verbunden,* die Dopamindosiswirkungskurven

nahme von Dopamin dessen indirekte sympathomimetische Wirkung reduziert wird, weil weniger Noradrenalin aus den Nervenenden freigesetzt werden kann. Es kann die vasodilatatorische Komponente von Dopamin verstärkt, d.h. hier mit deutlichem Blutdruckabfall, zum Vorschein kommen. Dobutamin, das nicht dem Aufnahmemechanismus unterliegt, zeigte mit und ohne neuronale Aufnahmeblockade praktisch identische hämodynamische Wirkungen. Das gleiche gilt übrigens auch für Etilefrin (Effortil), das in diesem Zusammenhang mituntersucht wurde.

Zusammenfassung

Die Untersuchungsergebnisse bestätigen die unterschiedlichen hämodynamischen Wirkungsprofile von Dobutamin und Dopamin, insbesondere hinsichtlich der Beeinflussung der linksventrikulären Funktion. Das heißt, während Dobutamin zu einer Senkung des linksventrikulären Füllungsdrucks führt, verursacht Dopamin eine Steigerung dieser wichtigen hämodynamischen Funktionsgröße. Dieser Unterschied ist z. T. auf die α-Rezeptorenstimulierende Dopaminwirkung zurückzuführen und diese wiederum z. T. durch die indirekte Freisetzung von Noradrenalin. Mit dieser Vorstellung vereinbar sind die Ergebnisse, die die partielle Abhängigkeit der Dopaminwirkungen von dem neuronalen Aufnahmemechanismus und damit von einer indirekten Freisetzung von Noradrenalin zeigten. Dobutamin scheint dagegen weitgehend unabhängig von einer neuronalen Freisetzung von Noradrenalin, d.h., also durch eine direkte und überwiegende β_1-Rezeptoren-Stimulation seine kardiovaskulären Effekte zu entfalten.

Mit ausgeprägten kardiovaskulären Nebenwirkungen ist bei Patienten zu rechnen, die mit trizyklischen Antidepressiva behandelt werden und Dopamininfusionen erhalten. Von ebenso großer klinischer Relevanz dürfte der Unterschied zwischen Dopamin und Dobutamin im Hinblick auf die Abhängigkeit vom neuronalen Aufnahmemechanismus insofern auch sein, als Patienten mit chronischer Herzinsuffizienz ihre neuronalen Noradrenalinspeicher weitgehend entleert haben und damit auf indirekte sympathomimetische Stimulation durch Dopamin schwächer bzw. unkalkulierbarer als durch direkte β-Stimulation durch Dobutamin reagieren. Wenn sich auch die kardiovaskulären Wirkungen von Etilefrin und Dobutamin unterscheiden, so scheinen beide Katecholamine gemeinsam unabhängig von indirekten positiv inotropen Effekten über eine Interaktion mit neuronalen Aufnahmemechanismen zu sein.

Literatur

1. Akhtar N, Mikulic E, Cohn JN et al.: (1975) Hemodynamic effects of dobutamine in patients with severe heart failure. Am J Cardiol 36:202
2. Loeb HS, Khan M, Sandye A, et al.: (1976) Acute hemodynamic effects of dobutamine and isoproterenol in patients with low cardiac output failure. Circ Shock 3:55
3. Kersting F, Follath F, Moulds R, et al.: (1976) A comparison of cardiovascular effects of dobutamine and isoprenaline after open heart surgery. Br Heart J 38:622
4. Tuttle RR, Mills J: (1974) Dobutamine: development of a new catecholamine to selectively increase cardiac contractility. Pharmacologist 16:329

Beeinflussung der Nierenfunktion durch Vasodilatantien und Katecholamine

D. Seybold und U. Gessler

Die Anwendung von Vasodilatoren und Katecholaminen ist ein wichtiges Prinzip bei der Behandlung der Herzinsuffizienz und des kardiogenen Schocks [6, 18, 40]. Ich möchte im folgenden ausführen, wie eine Therapie mit diesen Substanzen die Nierenfunktion beeinflußt und ob über eine Besserung der Herzleistung hinaus spezifische renale Wirkungen zu erzielen sind, die beim Schock zur Prophylaxe eines akuten Nierenversagens nutzbar wären.

Regulation der Nierendurchblutung

Die Nierendurchblutung ist abhängig vom Blutdruck und vom renalen Gefäßwiderstand; dieser wird vom Tonus der prä- und postglomerulären Arteriolen reguliert. Beide bestimmten den glomerulären Kapillardruck, der wesentlichen Determinante des Glomerulusfiltrates. Der präglomeruläre Widerstand und damit das Glomerulusfiltrat wird vom juxtaglomerulären Apparat über Reninfreisetzung und Angiotensin-II-Bildung kontrolliert. Wesentliches Signal für die Reninfreisetzung ist die frühdistale Natriumchloridkonzentration, die abhängig von der tubulären Resorptionskapazität für Natriumchlorid ist (Abb. 1).

Autoregulation des renalen Blutflusses und des Glomerulusfiltrates besagt, daß bei Änderungen des Blutdrucks (zwischen 80 und 180 mmHg) beide konstant bleiben. Sie ist eine Regelleistung des intrarenalen Renin-Angiotensin-Systems, welches eine Balance zwischen tubulärer Funktion und Glomerulusfiltrat garantiert.

Der Tonus der prä- und postglomerulären Arteriolen wird durch weitere Hormonsysteme beeinflußt. Alphaadrenerge Agonisten bewirken eine Vasokonstriktion ebenso Vasopressin. Vasodilatorisch wirken β_2-adrenerge Stimulation, Prostaglandine und Kinine. Diese Hormonsysteme beeinflussen sich in positiven und negativen Rückkoppelungskreisen, wobei die quantitativen Beziehungen sich nicht abschätzen lassen. Auf die Beeinflussung einer Stellgröße erfolgt oft eine Gegenregulation. In Tabelle 1 ist aufgezeigt, welche Einflüsse beispielsweise die Reninfreisetzung stimulieren oder hemmen. Alle vasokonstriktorischen Effekte hemmen, alle vasodilatorischen Effekte steigern die Reninfreisetzung. Der gemeinsame Mechanismus könnte in der Beeinflussung des zellulären Ca^{2+}-Einstroms bzw. Ausstroms begründet sein [42, 64].

Änderungen der Nierendurchblutung gehen nicht notwendigerweise parallel mit Änderungen der glomerulären Filtration. Bei einer α-adrenergen Stimulation nimmt der renale Gefäßwiderstand zu, der renale Blutfluß vermindert sich, die Filtration aber wird weniger verändert. Analog wird die glomeruläre Filtration bei einer β-adrenergen Stimulation trotz Abnahme des Gefäßwiderstandes und Zunahme der Nieren-

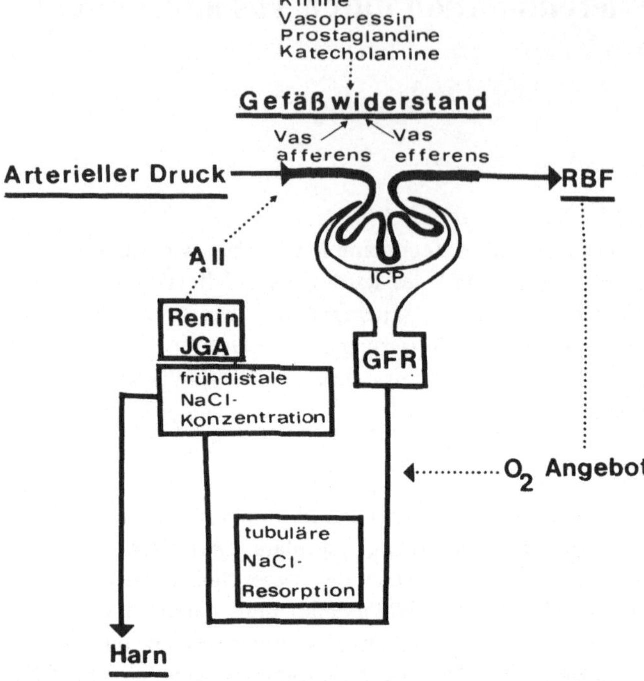

Abb. 1. Regulation der Nierendurchblutung. Erklärung siehe Text. *GFR* glomeruläre Filtrationsrate, *ICP* glomerulärer Kapillardruck, *RBF* renaler Blutfluß, *JGA* juxtaglomerulärer Apparat

Tabelle 1. Hemmende und stimulierende Einflüsse der Reninfreisetzung

Hemmung	Stimulation
Vasokonstriktion	**Vasodilatation**
Angiotensin II	Diazoxid u.a.
Vasopressin	Prostaglandine
α-Stimulation und -Agonisten	Furosemid
	(Kinine)
β-Blockade	β$_2$-Stimulation und -Agonisten
	α-Blockade
Ca^{2+}-Influx	Ca^{2+}-Efflux

durchblutung wenig geändert, wahrscheinlich durch gleichsinnige Beeinflussung der afferenten Arteriole [61].

Nierenfunktion bei Herzinsuffizienz und kardiogenem Schock

Beim Schock und auch bei der Herzinsuffizienz nimmt die Niere an der allgemeinen katecholamininduzierten Vasokonstriktion teil [15]. Die Abnahme der Nierendurchblutung und die Umverteilung des renalen Blutflusses vom kortikalen zum medullären Kompartiment sind die Folgen. Die Umverteilung des Filtrats zu den juxtamedullären Nephronen erklärt bei Herzinsuffizienz die gesteigerte tubuläre Natrium- und Wasserresorption. Es wird daher ein natriumarmer konzentrierter Harn ausgeschieden.

Die Nykturie bei Patienten mit Herzinsuffizienz ist weniger durch Zunahme des Herzzeitvolumens als durch Abnahme des adrenergen Tonus in den Nachtstunden erklärt.

Vasopressin und Angiotensin II beeinflussen beim Gesunden unter Ruhebedingungen den peripheren Widerstand ebensowenig wie der α-adrenerge Tonus. Beim Schock und der Herzinsuffizienz können sie eine funktionelle Bedeutung für die Kreislaufregulation erhalten [28, 57]. Bei der Herzinsuffizienz fällt die glomeruläre Filtration weniger ab als die Nierendurchblutung. Dadurch erhöht sich die Filtrationsfraktion [9]. Die Niereninsuffizienz ist dabei funktionell, d.h. sofort reversibel nach Beseitigung der auslösenden Ursache. Beim Kreislaufschock mit Oligoanurie liegt ein sekundäres, funktionelles Nierenversagen vor, solange die Tubuluszellen weder hypoxisch noch toxisch geschädigt sind.

Beim akuten Nierenversagen aus tubulärer Ursache bleibt die Niereninsuffizienz auch nach Beseitigung der auslösenden Ursache bestehen und ist erst nach einer Regenerationszeit von mehreren Tagen bis Wochen reversibel. Die am besten begründete Hypothese über die Pathogenese des akuten Nierenversagens geht davon aus [61], daß infolge der toxischen oder hypoxischen Tubulusschädigung die resorptive Kapazität vermindert ist und über die erhöhte frühdistale Natriumchloridkonzentration das Renin-Angiotensin-II-System aktiviert, die efferente Arteriole konstringiert und damit das Glomerulusfiltrat reduziert wird.

Beeinflussung der Nierenfunktion durch Vasodilatation

Die therapeutisch nutzbaren Substanzen mit vasodilatorischer Wirkung sind in Tabelle 2 aufgelistet [31].

Sie sind allgemein bekannt aus der Therapie der arteriellen Hochdruckerkrankung. Ihr Wirkungsmechanismus ist unterschiedlich. Substanzen wie Nitroprussid-Natrium, Hydralazin, Minoxidil greifen direkt an der glatten Muskelzelle an. Beim Prazosin handelt es sich um einen postsynaptischen α-Blocker. Die α-Blockade durch Phentolamin wird durch kompetitive Hemmung erreicht. Beim Phenoxybenzamin werden die α-Rezeptoren irreversibel besetzt, wodurch sich die längere Wirkzeit erklärt.

Vasodilatorisch wirken auch Angiotensin-II-Antagonisten (Saralasin) oder -Synthesehemmer (Captopril) [19, 45]. Während die direkt an der glatten Muskelzelle angreifenden Vasodilatoren unabhängig vom Funktionszustand wirksam sind, sind die kompetitiven Hemmer von der Aktivität der Agonisten abhängig. Ohne Aktivierung des α-adrenergen Systems ist eine α-Blockade wirkungslos. Ohne Angiotensin-II-Aktivität ist ein Angiotensin-II-Antagonist ohne Effekt.

Tabelle 2. Gebräuchliche Vasodilatoren

- Minoxidil
- Diazoxid
- Dihydralazin
- Prazosin
- Nitroprussid-Natrium
- α-adrenerge Blocker
    Phentolamin
    Phenoxybenzamin
    Hydergin
- Angiotensin-II-Antagonisten (Saralasin)
  Converting-Enzym-Hemmer (Captopril)

Wesentlich für die kardialen Wirkungen eines Vasodilatators ist, in welchen Gefäß-regionen der Widerstand herabgesetzt wird und ob nur die Widerstandsgefäße oder auch die Kapazitätsgefäße beeinflußt werden. Dihydralazin und Prazosin beeinflussen überwiegend die Nachlast des Herzens, Nitroprussid-Natrium Vor- und Nachlast, ebenso Phentolamin.

Von Bedeutung ist, ob die Widerstandsabnahme in allen Gefäßregionen gleichmäßig erfolgt. Dihydralazin vermindert den Widerstand stärker im Nieren- und Splanchnikusgebiet [51], Nitroprussid-Natrium und Prazosin ändern den renalen Widerstand im gleichen Verhältnis zum systemischen Widerstand, α-Blockade beeinflußt den renalen Widerstand meist etwas weniger [34].

Entsprechend ändert sich die Nierendurchblutung. Beim Dihydralazin ist trotz Abfall des arteriellen Drucks mit einer Zunahme der Nierendurchblutung zu rechnen, beim Nitroprussid-Natrium und Prazosin bleibt sie gleich, bei α-Blockade wird sie meist vermindert, da der periphere Widerstand stärker als der renale beeinflußt wird [23, 24]. Die glomeruläre Filtration folgt dabei den Änderungen des renalen Blutflusses.

Weder Prazosin [7] noch Hydralazin [29] oder Nitroprussid-Natrium vermindern die Nierenleistung, solange der Systemdruck nicht unter den kritischen Wert abfällt, bei dem eine Autoregulation nicht mehr möglich ist (RR 80 mmHg) [38]. Beim Nitroprussid-Natrium wird erst bei einer Dosierung, die die Vorlast des Herzens zu stark reduziert und damit das Herzzeitvolumen vermindert, eine Beeinflussung der Harnmenge beobachtet. Umgekehrt ist eine Besserung der Nierenfunktion durch Vasodilatation zu erzielen, wenn durch diese Maßnahmen das Herzzeitvolumen gesteigert werden kann.

Es gibt zahlreiche tierexperimentelle und klinische Untersuchungen, die beim hämorrhagischen, septischen oder neurogenen Schock den therapeutischen Nutzen der Vasodilatation untersuchten [6]. Meist wurde die α-adrenerge Blockade verwendet. Bei diesen Schockformen ist es kaum möglich, mit einer Vasodilatation den Systemdruck abzusenken, ohne die renale Durchblutung zu beeinträchtigen. Abgesehen davon kann die reaktive β-Stimulation zusätzliche ungünstige Einflüsse zeigen (Reninstimulation, Eröffnung von AV-Anastomosen?).

Mit Ausnahme des kardiogenen Schocks, wenn durch invasive Überwachung der Effekt einer Vasodilatation auf das Herzzeitvolumen direkt monitorisiert wird, sollte bei den anderen Schockformen die Indikation für eine vasodilatorische Therapie kritisch bedacht werden. Wir verwenden DHBP oder Hydergin nur bei ausgeprägter Zentralisation.

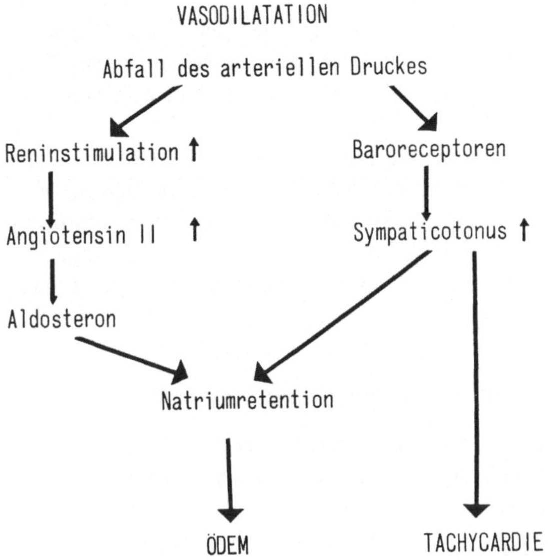

VASODILATATION

Abfall des arteriellen Druckes

Reninstimulation ↑   Baroreceptoren

Angiotensin II ↑   Sympaticotonus ↑

Aldosteron

Natriumretention

ÖDEM   TACHYCARDIE

Abb. 2. Mechanismus der Natriumretention und Ödembildung sowie der Reflextachykardie bei Vasodilatation

Sekundäre Wirkungen der Vasodilatoren auf die Nierenfunktion (Abb. 2)

Mit Ausnahme von Prazosin und Captopril bewirken alle Vasodilatantien über Vermittlung durch Barorezeptoren eine Reflextachykardie, wodurch das Herzzeitvolumen reaktiv ansteigt. Die Niere retiniert vermehrt Natrium, wodurch Ödeme auftreten können. Die Natriumretention ist durch Reninstimulation [44, 63], Angiotensinfreisetzung und gesteigerte Aldosteronsekretion erklärt. Andererseits bewirkt die reaktive Stimulation des Katecholamin-Systems ebenfalls eine gesteigerte Natriumresorption.

Diese zieht eine Zunahme des Flüssigkeitsvolumens im Extrazellulärraum nach sich. Angesichts dieser gegenregulatorischen Vorgänge, die den primären Effekt der Vasodilatoren antagonisieren, versteht sich, daß meist bei chronischer Anwendung der gleichzeitige Einsatz von Diuretika und β-Blockern notwendig ist.

Beeinflussung der Nierenfunktion durch Katecholamine

Die systemischen und intrarenalen Wirkungen der Katecholamine sind schwer voneinander zu trennen [54]. Mit gleichzeitigen direkten und indirekten Einflüssen auf die Nierenfunktion ist zu rechnen.

Alphaadrenerge Agonisten erhöhen den Perfusionsdruck. Außerdem können sie eine Wasserdiurese bewirken infolge Hemmung der Adiuretinsekretion durch Beeinflussung der Barorezeptoren im Versorgungsgebiet der Arteria carotis [8, 11].

Die direkten renalen Wirkungen bestehen in einer Erhöhung des renalen Gefäßwiderstands und einer Umverteilung der Perfusion von der Nierenrinde zum Nierenmark [13, 16, 25]. Wie bereits ausgeführt, wird bei Zunahme der Filtrationsfraktion die glomeruläre Filtration weniger beeinflußt. Es wird durch eine Vasokonstriktion die Reninfreisetzung gehemmt.

Beta-1-adrenerge Agonisten wirken im wesentlichen auf das Herz. Beta-2-adrenerge Agonisten bedingen periphere Vasodilatation mit Abfall des arteriellen Drucks. Eine Antidiurese wird über denselben Mechanismus induziert, der bei einer α-Stimulation zur Wasserdiurese führt.

Die renalen Wirkungen bestehen in einer Abnahme des renalen Gefäßwiderstands. Die Filtrationsfraktion wird kleiner, die glomeruläre Filtration steigt deshalb im Verhältnis zur Durchblutung geringer an. Die Reninfreisetzung wird stimuliert, indirekt durch die Gefäßerweiterung und direkt durch Wirkung auf die Zellen des juxtaglomerulären Apparates. Beta-2-adrenerge Agonisten haben darüber hinaus eine direkte Wirkung auf die tubuläre Natriumresorption.

Therapie der Herzinsuffizienz und des kardiogenen Schocks mit Katecholaminen

Zur Behandlung der Herzinsuffizienz und von Schockzuständen sind Katecholamine mit α-adrenerger Wirkung ungeeignet, in extremen Situationen kann der Einsatz dieser Substanzen gerechtfertigt sein, wenn unter Inkaufnahme der schlechteren Durchblutung der Peripherie und der Nieren die koronare Perfusion aufrechterhalten werden muß.

Unselektive β_1-β_2-Agonisten vom Typ des Isoprenalin sind auch wenig geeignet. Abgesehen von unerwünschten kardialen Wirkungen wie Tachykardie führen sie zu einer stärkeren Widerstandsabnahme in unwichtigeren Gefäßregionen wie in der Haut.

Die Einführung von Substanzen mit alleiniger β_1-Wirkung war für die Schocktherapie ein großer Gewinn. Therapeutisch nutzbar ist derzeitig neben dem Dopamin das Dobutamin, in klinischer Erprobung ist derzeitig ein weiterer β_1-Stimulator, das Prenalterol [50].

Da Dopamin und Dobutamin unterschiedliche Wirkungen aufweisen und Dopamin zusätzliche spezifische günstige renale Wirkungen aufweist, aber in seiner Anwendung beim kardiogenen Schock limitiert ist, sollen diese beiden Substanzen einzeln besprochen werden.

Spezifische renale Wirkungen von Dopamin (Tabelle 3)

Neben der Zunahme des Herzzeitvolumens durch Stimulation der β_1-Rezeptoren des Herzens wird durch Dopamin spezifisch der Gefäßwiderstand in der Niere und im Splanchnikusgebiet vermindert [36, 60]. Eine relative Steigerung der Durchblutung dieser Organe wird dadurch erzielt, die Haut- und Muskeldurchblutung nimmt ab [48]. Trotz Steigerung des Herzzeitvolumens steigt der arterielle Blutdruck unter Dopamin meist nicht wesentlich an, da der periphere Widerstand insgesamt abnimmt [43].

Tabelle 3. Spezifische renale Dopaminwirkungen

- Verminderter renaler Gefäßwiderstand
  Zunahme des renalen Blutflusses
  Reninstimulation
  Zunahme der glomerulären Filtration
- Natriurese
- Konzentrationsabnahme

Die Zunahme der renalen Durchblutung ist stärker im Nierenmark als in der Nierenrinde ausgeprägt [39]. Parallel mit der Nierendurchblutung steigt der Sauerstoffverbrauch. Die glomeruläre Filtration wird wie bei einer Vasodilatation anderer Ursache weniger beeinflußt als die Durchblutung [1, 45]. Auch die Reninfreisetzung wird durch Dopamin stimuliert [27].

Eine charakteristische Dopaminwirkung ist die Steigerung der Natriumausscheidung. Diese ist nicht die Folge der größeren Filtration, sondern einer verminderten tubulären Resorption. Hierdurch ist die Dopaminwirkung unterschieden von der der eigentlichen Vasodilatoren. Diese Natriurese entspricht einer direkten tubulären Wirkung des Dopamins. Die positive Korrelation der Natriurese und der Ausscheidung von cAMP legt einen direkten tubulären Angriffsort nahe.

Diese spezifischen renalen Dopaminwirkungen sind unabhängig von einer Wirkung auf β-Rezeptoren, sie sind durch β-Blocker nicht zu blockieren, dagegen aber durch verschiedene Substanzen wie Haloperidol, Chlorpromazin und Apomorphin. Daraus wird die Existenz von spezifischen dopaminergen Rezeptoren abgeleitet.

Die Abnahme der Urinosmolarität des Endharns ist durch einen Auswacheffekt des Nierenmarks bei der gesteigerten Nierenmarkdurchblutung erklärt.

Die spezifischen renalen Dopamineffekte sind im niedrigen Dosisbereich bis ca. 3 μg/kg/min bereits maximal nachweisbar, bei einer Dosissteigerung über diesen Bereich werden die dopaminspezifischen Wirkungen durch eine zunehmende α-stimulierende Wirkung überlagert.

Dopamin zur Prophylaxe des akuten Nierenversagens

Durch vielfältige Beobachtung ist bekannt, daß Dopamin das sekundäre Nierenversagen infolge Herzinsuffizienz und kardiogenen Schocks günstig beeinflußt [10, 20, 37, 46, 47, 49]. Die besten Ergebnisse wurden bei der Behandlung des Low-output-Syndroms erzielt.

Wir hatten bei 50 Patienten mit akutem Nierenversagen den Effekt einer Dopamininfusion (1, 5–3 μg/kg/min) unabhängig von der Indikation einer Herzinsuffizienz und eines Kreislaufschocks geprüft [58]. Eine Steigerung der Diurese und eine Zunahme der Kreatininclearance zeigten ausschließlich Patienten mit manifester Herzinsuffizienz, soweit unter Dopamin die Hämodynamik gebessert wurde. Die Zunahme der Kreatininclearance ging mit einer Natiurese und einer Abnahme der Urinosmolarität einher. Diese Besserung der Nierenfunktion unter der Dopaminzufuhr ist aber nicht zu trennen von der Besserung der Hämodynamik.

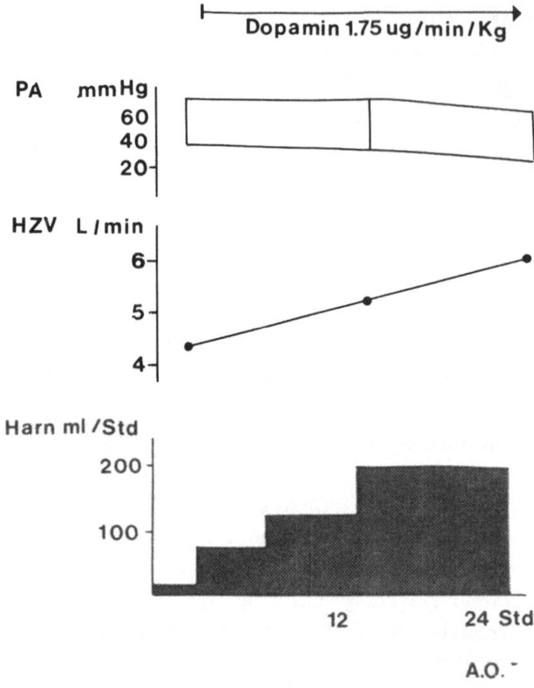

Abb. 3. Harnvolumen, Herzzeitvolumen und Pulmonalarteriendruck bei einem Patienten mit Herzinsuffizienz vor und während einer Zufuhr von 1,75 µg/kg/min Dopamin

Kasuistik 1 (Abb. 3): 69jähriger Patient, Diagnosen: Kombiniertes Mitralvitium mit überwiegender Insuffizienz, Zustand nach Herzinfarkt, Herzwandaneurysma. Aufnahme wegen Links-Rechts-Herzinsuffizienz. Es bestand eine Oligurie von 250 ml/ Tag, die Serumkreatininkonzentration betrug 4,5 mg%. Das Herzminutenvolumen betrug 4,3 1, der Pulmonalarteriendruck betrug 70/40 mmHg. Unter einer Infusion von Dopamin 1,75 µg/kg/min deutliche Besserung der Parameter der Herzinsuffizienz, parallel dazu setzte die Diurese prompt ein, die Serumkreatininkonzentration ging auf 2 mg% zurück.

Kasuistik 2 (Abb. 4): 22jährige Patientin, Diagnose septische Pneumonie, sekundäres Nierenversagen. Durch eine Dopamininfusion von 1,5 µg/kg/min wurde das Herzzeitvolumen von 6 auf 7 l/min gesteigert. Die Diurese stieg von 0,8 auf 2 ml/min an. Typisch für Dopamin fiel dabei der U/P-Quotient für die Osmolarität ab, die fraktionale Ausscheidung von Natrium stieg an. Die Verdopplung der Dopamindosis ergab keine Änderung. Eine zusätzliche Therapie oder Volumenzufuhr fand nicht statt. Nach Beendigung der Dopaminzufuhr kam es zum Rückgang der Diurese, der Natriumausscheidung und der Kreatininclearance.

Die Beeinflussung der Nierenfunktion durch Beeinflussung der Herzleistung konnte besonders eindrucksvoll von Augustin [5] gezeigt werden. Unter einer PEEP-Beatmung kam es zum Abfall von Herzzeitvolumen, glomerulärer Filtration und Nierendurchblutung, wobei das kortikale Kompartiment besonders betroffen war. Nach Dopamingabe waren alle diese Veränderungen reversibel.

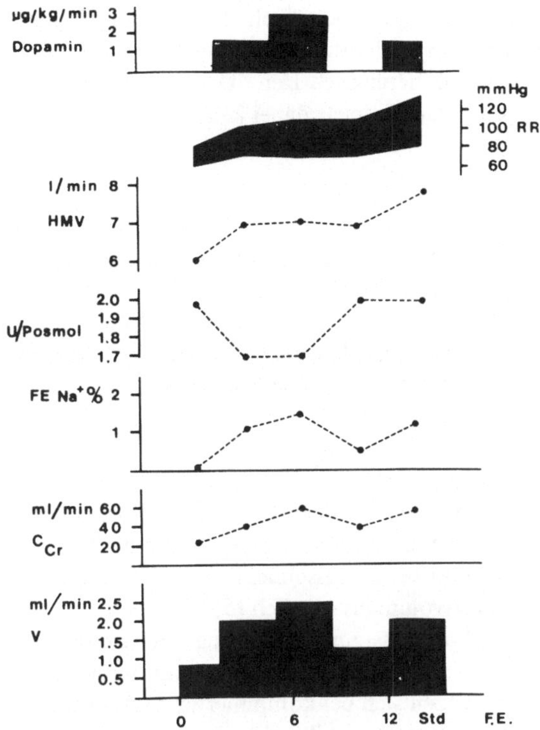

Abb. 4. Harnvolumen, Kreatininclearance, U/P-Quotient für Osmolarität, fraktionale Elimination für Natrium (FE Na⁺), Herzminutenvolumen und Blutdruck (RR) bei einer Patientin mit septischer Pneumonie vor, während und nach Dopaminzufuhr

Unsere Patienten mit akutem Nierenversagen ohne manifeste Herzinsuffizienz zeigten unter der Dopaminzufuhr keine Änderung der Harnausscheidung und der Kreatininclearance, selbst wenn ein positiv inotroper Effekt von Dopamin mit Zunahme des Herzzeitvolumens bei diesen Patienten nachzuweisen war, wobei die Steigerung durchschnittlich 10% betrug.

Ein sekundäres Nierenversagen infolge Herzinsuffizienz und Schock kann durch Dopamin beeinflußt werden, ein ausgebildetes akutes Nierenversagen dagegen nicht mehr.

Ob Dopamin einen prophylaktischen Nutzen in der Entwicklungsphase des akuten Nierenversagens hat, läßt sich aus den klinischen Untersuchungen nicht ableiten. Tierexperimentell konnte ein positiver Effekt im Ischämiemodell beobachtet werden [26], im glyzerininduzierten Nierenversagen war Dopamin allein ohne Wirkung, nur in Kombination mit Furosemid war ein Effekt nachzuweisen [32]. Von Interesse sind die Untersuchungen von Andeucci [3], der beim hämorrhagischen Schock zeigen konnte, daß Dopamin den glomerulären Kapillardruck ohne wesentliche Beeinflussung des Blutdrucks normalisieren konnte. Im Gegensatz dazu normalisierte Noradrenalin den Blutdruck, ohne Änderung des glomerulären Filtrationsdrucks.

Ob wir eine Prophylaxe des akuten Nierenversagens bei denjenigen Krankheitsbildern, die wir heute auf unserer Intensivstation betreuen, tatsächlich mit Dopamin erreichen können, erscheint nicht wahrscheinlich. Die zum akuten Nierenversagen führende Erkrankung ist am häufigsten die Sepsis als Komplikation chirurgischer und auch primär internistischer Erkrankungen. Dabei sind pathogenetisch sicher andere Faktoren als die hämodynamischen Änderungen von Bedeutung, besonders ist die gleichzeitige nephrotoxische Antibiotikatherapie zu berücksichtigen. Der Kreislaufschock als ätiologischer Faktor eines akuten Nierenversagens spielt dabei keine Rolle.

Dobutamin als Alternative zu Dopamin

Der Einsatz des Dopamins ist limitiert durch die ungünstigen Wirkungen besonders bei höherer Dosierung:
— Steigerung der Herzfrequenz
— Verminderung der Hautdurchblutung, wodurch Hautnekrosen verstärkt werden können und die Schocksymptomatik klinisch schwer zu beurteilen ist
— Anstieg des Pulmonalarteriendrucks
— Eröffnung von pulmonalen AV-Shunts

Im Gegensatz dazu ist Dobutamin ein spezifischer direkter β_1-Stimulator. Er besitzt ausschließlich kardiale Wirkungen, eine direkte Beeinflussung des peripheren Kreislaufs einschließlich der renalen Hämodynamik ist weder zu erwarten noch beobachtet worden. Eine Besserung der Nierenfunktion ist ausschließlich durch die positiv inotrope Wirkung nach Steigerung des Herzzeitvolumens möglich [5, 52].

Die vorteilhaften Eigenschaften des Dobutamins zur Behandlung des kardiogenen Schocks [4, 35, 62] und die spezifischen renalen Wirkungen des Dopamins in der niedrigen Dosierungsstufe bis zu 3 μg/kg/min ergänzen sich bei kombinierter Anwendung.

Liegt eine Einschränkung der Nierenfunktion vor, sollte eine Dopaminzufuhr von 1,5 bis maximal 3 μg/kg/min erfolgen.

Tabelle 4 zeigt die Maßnahmen zur Prophylaxe eines akuten Nierenversagens auf. Die Kombinationstherapie von Dopamin und Dobutamin wurde auch von anderen Autoren als nützlich bei der Therapie verschiedener Schockformen beschrieben [22].

Tabelle 4. Prophylaxe des akuten Nierenversagens

- **Maßnahmen zur Steigerung der renalen Perfusion**
    - **Volumensubstitution**
        - ZVD 6 cm H_2O
        - EDPA 15 mmHg
    - **Dopamin**
        - 1,5 (-3) μg/kg/min
    - **Dobutamin**
- Furosemid (4mal 40 – 4mal 250 mg/Tag)
    - (Mannitol)
- Meiden nephrotoxischer Medikamente
- Ausgleich einer Hyponatriämie und Azidose
- Keine Nicht-Steroid-Antirheumatika
- Low-dose-Heparinisierung

Literatur

1. Abrahamsen AM, Schorstein L, Westlie L, Schorstein O (1974) Effects of dopamine on haemodynamics and renal funtion. Acta Med Scand 195:365
2. Ahlquist RP, Augusta G (1976) Present state of alpha- and beta-adrenergic drugs. I. The adrenergic receptor. Am Heart J 92:661
3. Andreucci VE, Dal Canton A, Corradi A, Migone L (1975) Efferent arterioles in glomerular haemodynamics. Proc EDTA 12:169
4. Augustin HJ, Melderis H, Pantlen H, Wichert P v (1979) Hämodynamische und renovasculäre Wirkungen von Dopamin und Dobutamin. Internationales Dobutamin-Symposion, 1979. Urban & Schwarzenberg, München Wien Baltimore
5. Augustin HJ, Bischoff K, Engels Th (1979) Der Einfluß von Dopamin auf die Nierenfunktion während kontinuierlicher Überdruckbeatmung (PEEP). Anaesthesist 28:159
6. Bagwell EE, Daniell HB, Freeman BF (1974) Influence of phentolamine on the cardiovascular effects of dopamine in experimental cardiogenic shock. Arch Int Pharmacodyn Ther 208:197
7. Bailey RR, Lynn KI, Neale TL, Little PJ (1976) Prazosin in the treatment of patients with hypertension and renal functional impairment. New Zealand Med J 84:467
8. Baldwin DS, Gombos EA, Chasis H (1963) Changes in sodium and water excretion induced by epinephrine and 1-norepinephrine in normotensive and hypertensive subjects. J Lab Clin Med 61:832–857
9. Barger AC (1966) Renal hemodynamic factors in congestive heart failure. Ann N Y Acad Sci 139:276–284
10. Beregovich J, Bianchi C, Ruhler S, Lomnitz E, Cagin N, Lebitt B (1974) Dose-related hemodynamic and renal effects of dopamine in congestive heart failure. Am Heart J 87:550
11. Berl T, Hardottle JA, Schrier RW (1974) Effect of alpha- and beta-adrenergic stimulation on renal water excretion in man. Kidney Int 6:247
12. Bolzano K, Krempler F (1976) Prazosin, ein neues Antihypertensivum. Dtsch Med Wochenschr 101:882
13. Bomzon L, Rosendorff C, Scriven DRL, Farr J (1975) The effect of noradrenaline, adrenergic blocking agents, and tyramine on the intrarenal distribution of blood flow in the baboon. Cardiovasc Res 9:314
14. Bradley SE, Coelho JB (1972) Renal Pharmacology of "shock" and its congeners. Prog Biochem Pharmcol 7:1
15. Brod J (1975) Niere und Herzinsuffizienz. Klin Wochenschr 53:97
16. Carriere S (1969) Effect of norepinephrine, isoproterenol, and adrenergic blockers upon the intrarenal distribution of blood flow. Canad J Physiol Pharmacol 47:200
17. Corday E, Williams jr. J HJ (1960) Effect of shock and of vasopressor drugs on the regional circulation of the brain, heart, kidney, and liver. Am J Med 29:228–241
18. Cyran J, Bolte H-D (1979) Kombinierte Infusion von Nitroprussid-Natrium und Dobutamin zur Behandlung der hochgradigen Linksherzinsuffizienz bei koronarer Herzkrankheit. Klin Wochenschr 57:883
19. Davis R, Ribner HS, Keung E, Sonnenblick EH, LeJemtel Th H (1979) Treatment of chronic congestive heart failure with captopril, an oral inhibitor of angiotensin-converting enzyme. New Engl J Med 301:117
20. Draxler V, Krenn J, Sporn P, Steinbereithner K, u.a. (1977) Verhalten renaler und zirkulatorischer Funktionsparameter beim Kadavernierenspender unter Dopamin. Klin Wochenschr 55:545
21. Froer KL, Hall D, Goppel L, Rudolph W (1976) Die Behandlung der chronischen Herzinsuffizienz mit Natrium-Nitroprussid. Herz 1:174
22. Gauthier-Lafaye P-J (1979) Comparison of the haemodynamic effects of dobutamine alone or in combination with dopamine in septic shock. Proceedings of the Eur Dobutamine Symposium, 1979. Urban & Schwarzenberg, München Wien Baltimore

23. Grüninger U, Akert R, Hunkeler H, Wegmüller E, Weidmann P, Hodler J (1979) Akute kombinierte Alpha- und Betarezeptorenblockade bei essentieller Hypertonie: Wirkungen auf Blutdruck, Nierenfunktion, Renin und Aldosteron. Klin Wochenschr 57:731
24. Hardaker WT Jr, Wechsler AS (1973) Redistribution of renal intracortical blood flow during dopamine infusion in dogs. Circ Res 33:437
25. Hollenberg NK, Solomon HS, Adams DF, Abrams HL, Merrill JP (1972) Renal vascular responses to angiotensin and Norepinephrine in normal man. Circ Res 31:750
26. Iaina A, Solomon S, Gavendo S, Eliahou He (1977) Reduction in severity of acute renal failure (ARF) in rats by dopamine. Biomedicine [Express] 27:137
27. Imbs J-L, Schmidt M, Schwartz J (1975) Effect of dopamine on renin secretion in the anesthetized dog. Eur Pharmacol 33:151
28. Jakschik BA, Marshall GR, Kourik JL, Needleman P (1974) Profile of circulating vasoactive substances in hemorrhagic shock and their pharmacologic manipulation. J Clin Invest 54:842
29. Judson WE, Hollander W, Wilkins RW (1956) The effects of intravenous apresoline (hydralazine) on cardiovascular and renal functions in patients with and without congestive heart failure. Circulation 31:664
30. Katz AI, Lindheimer MD (1977) Actions of hormones on the kidney. Ann Rev Physiol 39:97
31. Kreye VAW, Reske SN, Schultz KD (1977) Vasodilatatorisch wirkende Antihypertensiva: Modellsubstanz Natrium-Nitroprussid. Verh Dtsch Ges Kreislaufforsch 43:87
32. Leier CV, Heban PT, Huss P, Bush CA, Lewis RP (1978) Comparative systemic and regional hemodynamic effects of dopamine and dobutamine in patients with cardiomyopathic heart failure. Circulation 58:466
33. Lindner A, Cutler RE, Goodman WG (1979) Synergism of dopamine plus furosemide in preventing acute renal failure in the dog. Kidney Int 16:158
34. Meurer KA, Krause DK, Kaufmann W (1973) Der Einfluß adrenerger Pharmaka auf die renale Haemodynamik und Ausscheidungsfunktion. Verh Deutsch Ges Inn Med 79:797
35. Meurer KA, Helber A, Hombach V, Lang R (1979) Die Beeinflussung haemodynamischer und humoraler Parameter durch verschiedene neue Sympathikomimetika. Internationales Dobutamin-Symposion, Urban & Schwarzenberg, München Wien Baltimore
36. Mostbeck A, Partsch H, Peschl L (1977) Der Einfluß von Dopamin auf die regionalen Blutvolumina in Leber, Abdomen, Thorax und Extremitäten. Wien Klin Wochenschr 89:505
37. Nadjmabadi, Purschke MHR, Tarbiat S, Lennartz H, Bircks W (1975) Vergleichende Untersuchungen über den Einfluß von Dopamin bzw. Orciprenalin auf Herz- und Nierenfunktion nach kardiochirurgischen Eingriffen. Thora Cardiovasc Surg 23:552
38. Navar LG, Thomas CE, Bell PD, Adams FF (1978) Influence of vasodilators on glomerular filtration dynamics in the dog. Kidney Int 14:772
39. McNay JL, Goldberg LI (1966) Comparison of the effects of dopamine, isoproterenol, norepinephrine and bradykinin on canine renal and femoral blood flow. J Pharmacol Exp Ther 151
40. Page IH, Corcoran AC, Dustan HP, Koppanyi Th (1955) Cardiovascular actions of sodium nitroprussid in animals and hypertensive patients. Circulation 5,6:188, 198
41. Packer MJ, Meller R, Herman MV (1978) Rapid hemodynamic tachyphylaxis to prazosin mediated afterload reduction in refractory heart failure. Clin Res 26:257
42. Peart WS (1978) Intra-renal factors in renin release. Contrib Nephrol 12:5
43. Peschl L (1978) Klinische und experimentelle Untersuchungen über die Wirkung von Dopamin auf die Hämodynamik und Funktion von Niere und Leber. Wien Klin Wochenschr 90:43
44. Pettinger WA, Cumpbell WB, Keeton K (1973) Adrenergic component of renin release induced by vasodilating antihypertensive drugs in the rat. Circ Res 33:82
45. Philipp Th, Zschiedrich H, Distler A (1977) Einfluß des Angiotensin II − Antagonisten Saralasin auf die Hämodynamik bei Patienten mit renovaskulärer Hypertonie. Klin Wochenschr 55:917
46. Pichler M, Kleinberger G, Kotzaurek R, Pall H, Szeless S (1976) Erfahrungen mit Dopamin beim akuten Nierenversagen. Wien Klin Wochenschr 88:72
47. Ramdohr B, Biamino G, Schröder R (1973) Der Einfluß von Dopamin auf Hämodynamik und Nierenfunktion bei schwerer Herzinsuffizienz des Menschen. Klin Wochenschr 51:549

48. Ramdohr B, Biamino G, Schröder R (1972) Vergleichende Untersuchungen über die Wirkung von Dopamin und Orciprenalin am gesunden Menschen: Muskeldurchblutung, Nierendurchblutung, Nierenfunktion. Klin Wochenschr 50:149

49. Regnier B, Rapin M, Gory G, Lemaire F, Teisseire B, Harari A (1977) Haemodynamic effects of Dopamine in septic shock. Intensive Care Med 3:47

50. Reiz S, Nath S, Pontén E (1979) Haemodynamic effects of prenalterol, a β-1-adrenoreceptor agonist, in hypotension induced by high thoracic epidural block in man. Acta Anaesth Scand 23:93

51. Reubi F (1950) Renal hyperemia induced in man by a new phthalazine derivate (17.591). Proc Soc Exp Biol Med 73:102

52. Robie N, Goldberg J (1975) Comparative systemic and regional hemodynamic effects of dopamine and dobutamine. Heart J 90:340

53. Schirmeister, Decot JM, Hallauer W, Willmann H (1966) Beta-Rezeptoren und renale Hämodynamik des Menschen. Arzneim Forsch 16:847–849

54. Schrier RW (1974) Effects of adrenergic nervous system and catecholamines on systemic and renal hemodynamics, sodium and water excretion and renin secretion. Kidney Int 6:291

55. Schönborn H, Prellwitz W, Schuster H-P, Johannes K-J (1976) Untersuchungen zur Beeinflussung von Hämodynamik, Mikrozirkulation und Nierenfunktion durch Dopamin bei Schlafmittelvergiftungen. Klin Wochenschr 54:519

56. Schröder R, Ramdohr B (1975) Vergleichende Untersuchung über die Wirkung von Dopamin und Angiotensin auf die Nierenfunktion. In: Schröder R (Hrsg) Dopamin. Schattauer, Stuttgart New York

57. Selkurt EE (1974) Current status of renal circulation and related nephron function in hemorrhage and experimental hemorrhagic shock. II. Neurohumoral and Tubular Mechanims. Circ Shock 2:89

58. Seybold D, Pilgrim R, Schulz W, Gessler U (1976) Die Beeinflussung der Haemodynamik und der Nierenfunktion bei akuten Nierenversagen durch Dopamin. Intensiv Med [Suppl] 1./13:90

59. Stern MA, Gohlke HK, Loeb HS, Croke RP, Gunnar RM (1978) Haemodynamik effects of intravenous phentolamine in low output cardiac failure. Dose-response relationships. Circulation 58:157

60. Tarnow J, Brückner JB, Eberlein HJ, Patschke D, Reinecke A, Schmicke P (1973) Experimentelle Untersuchungen zur Beeinflussung der Hämodynamik in tiefer Halothannarkose durch Dopamin, Glucagon, Effortil, Noradrenalin und Dextran. Anaesthesist 22:8

61. Thurau K, Boylan JW (1976) Acute renal success. The unexpected logic of oliguria in ARF. Am J Med 61:308

62. Vatner St, McRitchie R, Braunwald E (1974) Effects of dobutamine on left ventricular performance, coronary dynamics and distribution of cardiac output in conscious dogs. J Clin Invest 53:1265

63. Velasco M, McNay JL (1977) Physiologic mechanisms of bupicomide- and hydralazine induced increase in plasma renin activity in hypertensive patients. Mayo Clin Proc 52:430

64. Yun JCH (1979) On the control of renin release. Nephron 23:72

Therapie der schweren Herzinsuffizienz mit Dopamin, Dobutamin und Prenalterol

G. Klein und A. Wirtzfeld

Die Ergebnisse einer lege artis durchgeführten Therapie der schweren Herzinsuffizienz mit Bettruhe, Digitalisglykosiden und Diuretika sind häufig unzureichend. Es wurden daher in den letzten Jahren von den individuellen hämodynamischen Gegebenheiten ausgehend neue pharmakologische Behandlungsprinzipien entwickelt als eine wichtige Ergänzung der etablierten klassischen Therapiemöglichkeiten der schweren Herzinsuffizienz.

Patienten mit dem klinischen Bild einer schweren bis therapieresistenten Herzinsuffizienz weisen im allgemeinen außer den Zeichen der chronischen Lungenstauung und der Stauung vor dem rechten Herzen auch mehr oder minder stark ausgeprägte Symptome einer verminderten peripheren Durchblutung durch kritischen Abfall der kardialen Förderleistung auf. In den schwersten Fällen kommt es zum Bild des Low-output-Syndroms mit progredienter Nieren- und Leberinsuffizienz und zunehmender zerebraler Funktionseinschränkung.

Als pathophysiologische Grundstörung besteht bei Patienten mit schwerer Herzinsuffizienz eine stark verminderte Kontraktilität, die in einer Depression der Ventrikelfunktionskurve mit erniedrigter linksventrikulärer Schlagarbeit bei hohen Füllungsdrücken zum Ausdruck kommt. In Abb. 1 ist die Ventrikelfunktion von 24 Patienten mit einer schweren Herzinsuffizienz dargestellt. Im Vergleich zu einem Normalkollektiv ist der linksventrikuläre Füllungsdruck pathologisch erhöht, der Schlagarbeitsindex ist stark vermindert auf Werte im Mittel um $25 \text{ g} \cdot \text{m/m}^2$. Die Erhöhung des linksventrikulären enddiastolischen Ventrikelvolumens (Vorlast, Preload) hat längst den für eine optimale Ausnutzung des Starling-Mechanismus erforderlichen Grad überschritten, und die diastolische Druckerhöhung hat zu einer massiven pulmonalen Stauung geführt. Der Vergrößerung des Ventrikelvolumens entsprechend ist auch die systolische Wandspannung des linken Ventrikels (Nachlast, Afterload) erhöht.

Die Reaktion des peripheren Kreislaufes auf die verminderte Pumpfunktion des insuffizienten Herzens besteht nun in einer Vasokonstriktion, die sowohl das arterielle wie auch das venöse Gefäßsystem betrifft. Die Arteriolenkonstriktion dient letztlich der Aufrechterhaltung des Blutdrucks, hat jedoch mit der Erhöhung des peripheren Widerstands eine Steigerung der Auswurfimpedanz des linken Ventrikels und damit eine weitere Zunahme der Nachlast zur Folge. Die venöse Vasokonstriktion bewirkt am insuffizienten Herzen eine weitere Erhöhung des Preload des rechten und linken Ventrikels und aggraviert damit die Stauung vor dem rechten Herzen und die Lungenstauung.

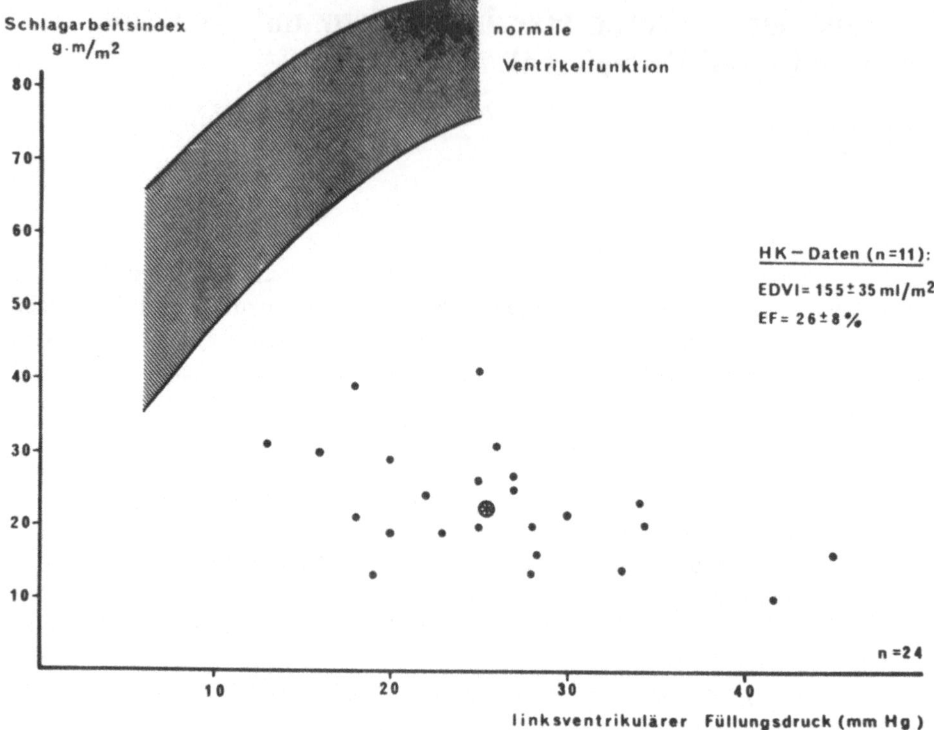

Abb. 1. Ventrikelfunktion bei 24 Patienten mit therapieresistenter Herzinsuffizienz im Vergleich zu einem Normalkollektiv (Normalbereich nach Ross und Braunwald). Von 11 Patienten sind die Herzkatheterdaten enddiastolischer Volumenindex (*EDVI*) und Austreibungsfraktion (*EF*) angegeben ($\bar{x}$ ± s)

Ziel einer Behandlung der kardialen Dekompensation ist eine Korrektur der beiden Grundstörungen des insuffizienten Herzens: Die Verbesserung der kardialen Auswurfleistung (Erhöhung des Herzzeitvolumens) und die Verminderung der Vorlast des linken und rechten Ventrikels (Beseitigung der Lungen- und systemvenösen Stauung). In der vorliegenden Arbeit sollen nur die Möglichkeiten der Steigerung der Pumpfunktion des Herzens durch Verbesserung der Kontraktilität durch positiv inotrope Pharmaka besprochen werden. Hier stellen die sympathikomimetischen Amine die wirksamsten Substanzen zur Steigerung der kardialen Auswurfleistung durch Verbesserung der myokardialen Funktion dar. Ihre positiv inotrope Wirkung übertrifft die der Digitalisglykoside bei weitem [6, 10], die Erhöhung des Herzzeitvolumens entspricht der der arteriellen Vasodilatoren [8, 20]. Eine Reihe verschiedener Katecholamine steht zur Verfügung, die sich durch eine quantitativ unterschiedliche Stimulation der adrenergen α-, β_1- und β_2-Rezeptoren und damit klinisch durch eine unterschiedlich starke Beeinflussung der Herzfrequenz und durch differente periphere Angriffspunkte im Bereich des arteriellen und venösen Gefäßsystems unterscheiden. Für die Verbesserung der Myokardfunktion ist nur die kontraktilitätssteigernde β_1-Wirkung der Katecholamine von Bedeutung. Positiv chronotrope oder vasoaktive Effekte sind z.T. sogar unerwünscht und können der angestrebten direkten Herzwirkung entgegenstehen.

Dopamin und Dobutamin sind nur parenteral anwendbar, zur Therapie der Herzinsuffizienz wäre eine oral zu verabreichende Substanz grundsätzlich wünschenswert. Der neue β-Adrenozeptor-Agonist Prenalterol kommt den Forderungen nach β_1-Selektivität und oraler Anwendbarkeit entgegen. Die Substanz hat zudem im Vergleich zu den anderen Katecholaminen eine deutlich längere Eliminationshalbwertzeit von 2 h.

Die chemische Grundstruktur der Katecholamine leitet sich vom β-Phenyläthylamin ab. Eine hohe Affinität zu den adrenergen Rezeptoren entsteht durch Substitution mit Hydroxylgruppen in β-Stellung, sowie in Position 3 und 4 des Phenylrings; diese 3,4-Dihydroxy-Phenylalkanolamine werden dann kurz Katecholamine genannt. Die gemeinsame chemische Struktur der therapeutisch verwendeten β-Rezeptorenblocker ist N-Alkyl-Phenoxypropanolamin; die strukturelle Ähnlichkeit von Prenalterol mit dieser Grundstruktur ist unverkennbar (Abb. 2).

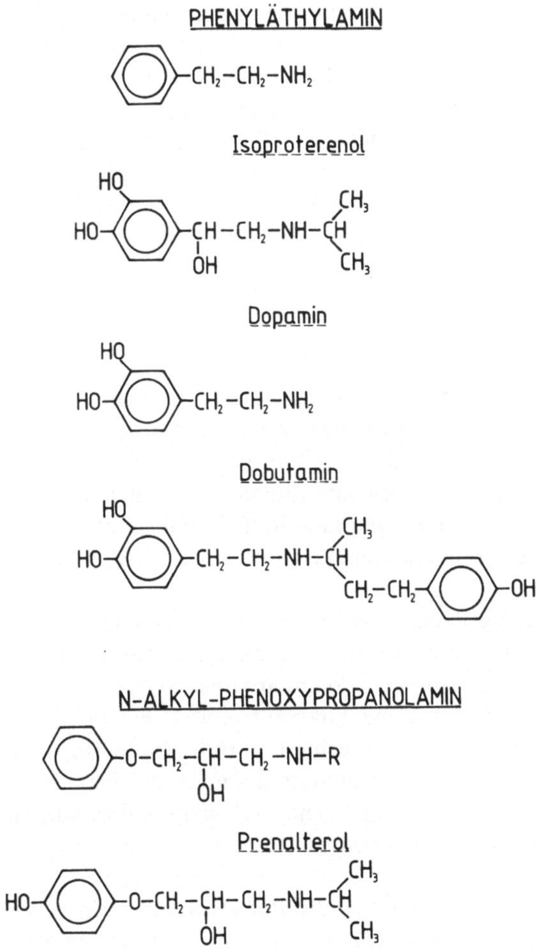

Abb. 2. Chemische Grundstruktur und Strukturformeln der untersuchten Substanzen Isoproterenol, Dopamin, Dobutamin und Prenalterol

In unserer Intensivstation wurden nach entsprechender Aufklärung und Einverständniserklärung in einer intraindividuellen Vergleichsstudie die hämodynamischen Wirkungen der 3 Substanzen Dopamin, Dobutamin und Prenalterol bei einem Patientenkollektiv mit chronischer schwerer Herzinsuffizienz geprüft.

Patienten und Methodik

Bei 2 der 8 Patienten lag eine koronare Herzkrankheit zugrunde, bei den übrigen 6 Patienten eine kongestive Kardiomyopathie; nach der funktionellen Klassifizierung der NYHA gehörten alle dem Stadium III—IV an (Tabelle 1). Die Bestimmung der hämodynamischen Meßgrößen erfolgte über einen 3lumigen Swan-Ganz-Thermodilutions-Katheter, der über ein Cordis-Einführungsbesteck in die Vena subclavia eingeführt worden war; das Herzzeitvolumen wurde mit Hilfe der Thermodilutionsmethode bestimmt.

Nach einer Kontrollperiode, die eine stabile hämodynamische Ausgangssituation gezeigt hatte, wurde Dopamin in einer Dosierung von 4 µg/kg/min infundiert, die hämodynamischen Messungen erfolgten 30 und 60 min nach Infusionsbeginn. Nach einem therapiefreien Intervall, das dem Erreichen der Ausgangskontrollwerte diente, wurde Dobutamin in einer Dosierung von 7,5 µg/kg/min infundiert, und es wurde erneut die Hämodynamik nach 30 und 60 min Infusionsdauer gemessen.

Die Substanz Prenalterol wurde in 2 Dosierungen, nämlich 20 und 40 µg/kg als Kurzinfusion über je 5 min verabreicht. Die hämodynamischen Messungen wurden 15, 30 und 60 min nach Gabe der Substanz vorgenommen.

Die statistischen Berechnungen wurden mit dem t-Test für verbundene Stichproben durchgeführt.

Ergebnisse

Die Herzfrequenz stieg nur bei der Substanz Dopamin signifikant an, wobei berücksichtigt werden muß, daß die durchschnittliche Ausgangsherzfrequenz bereits über 90 lag (Abb. 3). Der systolische Blutdruck nahm unter Dopamin im Mittel um 14% bzw. 13% (jeweils $p < 0,01$) zu; eine geringe, aber signifikante Zunahme trat auch nach der höheren der beiden Prenalteroldosen auf. Die übrigen systolischen und sämtliche diastolischen Blutdruckwerte waren nicht signifikant von den Kontrollwerten verschieden (Abb. 4).

Unter Dobutamin und nach 40 µg/kg Prenalterol fiel der Mitteldruck im rechten Vorhof signifikant ab ($p < 0,01$), unter Dopamin erfolgte keine gerichtete Änderung. Eine erhebliche Streuung der Vorhofdruckwerte war erkennbar (Abb. 5).

Der als Pulmonalkapillarmitteldruck gemessene linksventrikuläre Füllungsdruck verhielt sich gleichgerichtet wie der Mitteldruck im rechten Vorhof: Unter Dopamin zeigte sich eine Tendenz zum Anstieg (n.s.), unter Dobutamin kam es zu einem signifikanten Abfall (30-min-Wert: −18%, $p < 0,05$); unter beiden Prenalteroldosierungen war ein geringerer, aber signifikanter Abfall um maximal 15% ($p < 0,01$) bzw. 9% ($p < 0,05$) (Abb. 6) zu objektivieren.

Die Herzauswurfleistung zeigte unter Dopamin und unter Dobutamin einen vergleichbaren Anstieg um etwa 45% beim Schlagvolumenindex ($p < 0,01$), deutlich

Tabelle 1. Klinische und hämodynamische Patientendaten

Fall Nr.	Geschlecht	Alter (Jahre)	Kardiale Krankheit[1]	NYHA- Klasse	PCPm[2] (mmHg)	CI[3] (l/min/m^2)	SVI[4] (ml/m^2)	SAI[5] (g · m/m^2)	EKG[6]
1	m	36	COCM	IV	20	1,25	13,8	11,9	SR
2	m	64	COCM	IV	25	1,40	20,0	17,8	VHF
3	m	51	KHK	III	30	2,20	25,4	18,3	SR
4	m	38	COCM	III	32	2,65	28,4	25,5	SR
5	m	24	COCM	III	31	2,25	21,7	20,4	SR
6	m	54	KHK	III	17	2,64	31,8	27,3	SR
7	m	25	COCM	III	30	2,05	18,2	14,8	SR
8	m	62	COCM	IV	32	2,02	21,5	17,9	SR

[1] COCM   Kongestive Kardiomyopathie, KHK = Koronare Herzkrankheit
[2] PCPm   Pulmonalkapillarmitteldruck
[3] CI   Herzindex
[4] SVI   Schlagvolumenindex
[5] SAI   Schlagarbeitsindex
[6] SR   Sinusrhythmus, VHF = Vorhofflimmern

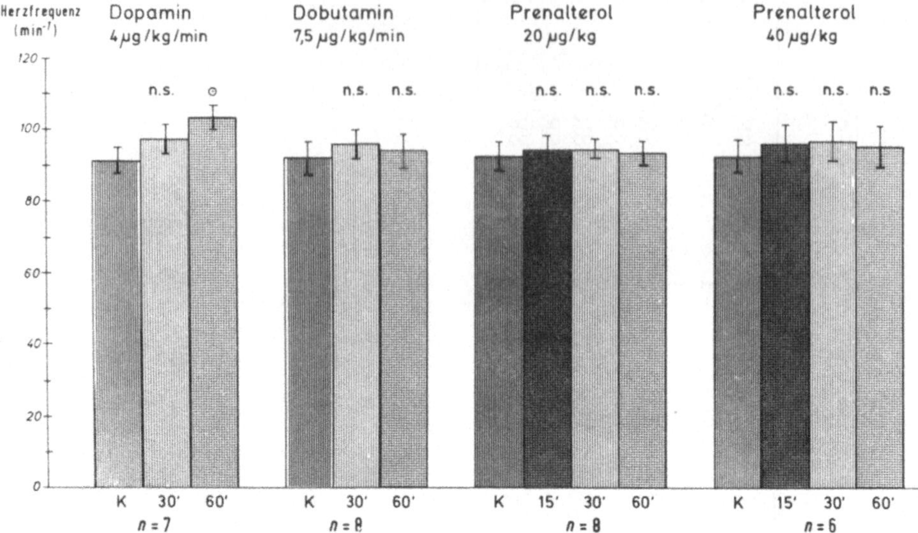

Abb. 3. Verhalten der Herzfrequenz unter Dopamin, Dobutamin und nach Prenalterol. *K* Kontrollwert, *n.s.* nicht signifikant, * p < 0,05; $\bar{x}$ ± SEM

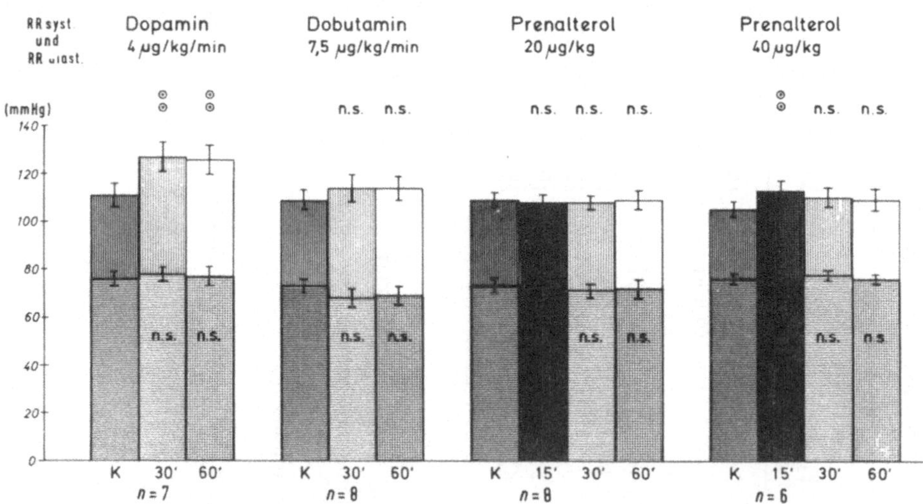

Abb. 4. Verhalten des systolischen und diastolischen Blutdrucks (*RR syst. und RR diast.*) unter Dopamin, Dobutamin und nach Prenalterol. *K* Kontrollwert, *n.s.* nicht signifikant; ** p < 0,01; $\bar{x}$ ± SEM

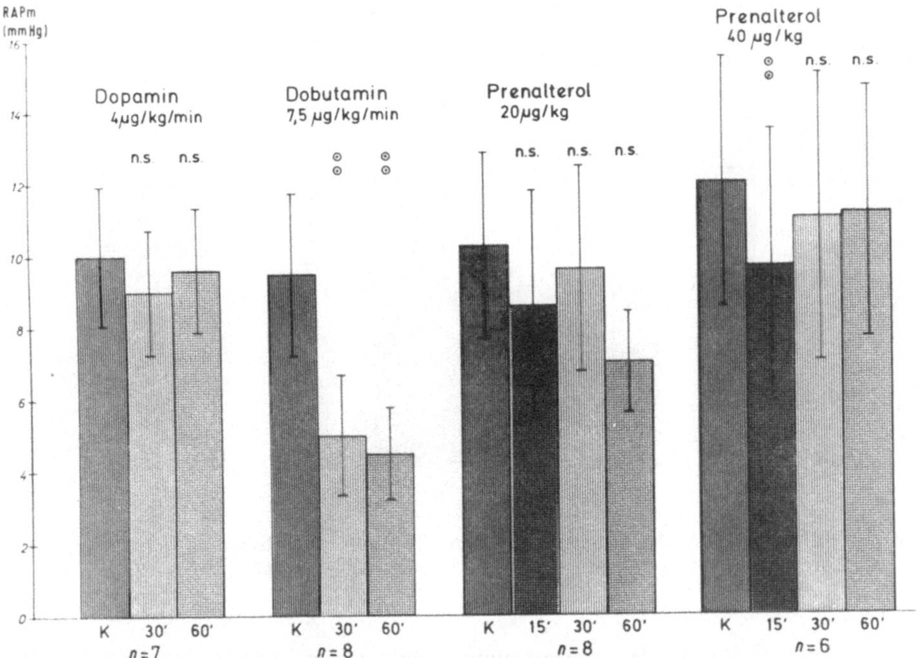

Abb. 5. Verhalten des Mitteldrucks im rechten Vorhof (*RAPm*) unter Dopamin, Dobutamin und nach Prenalterol. *K* Kontrollwert, *n.s.* nicht signifikant, ** p < 0,01; x̄ ± SEM

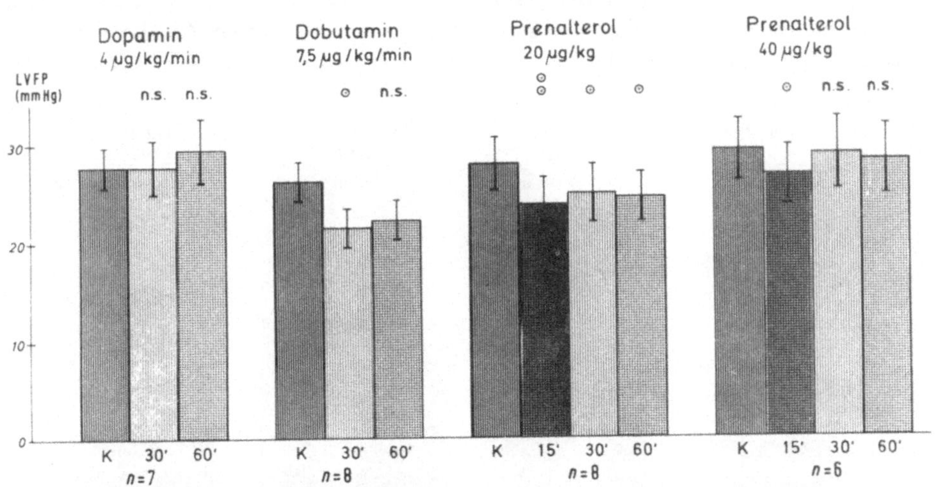

Abb. 6. Verhalten des linksventrikulären Füllungsdrucks (*LVFP*) unter Dopamin, Dobutamin und nach Prenalterol. *K* Kontrollwert, *n.s.* nicht signifikant, * p < 0,05, ** p < 0,01; x̄ ± SEM

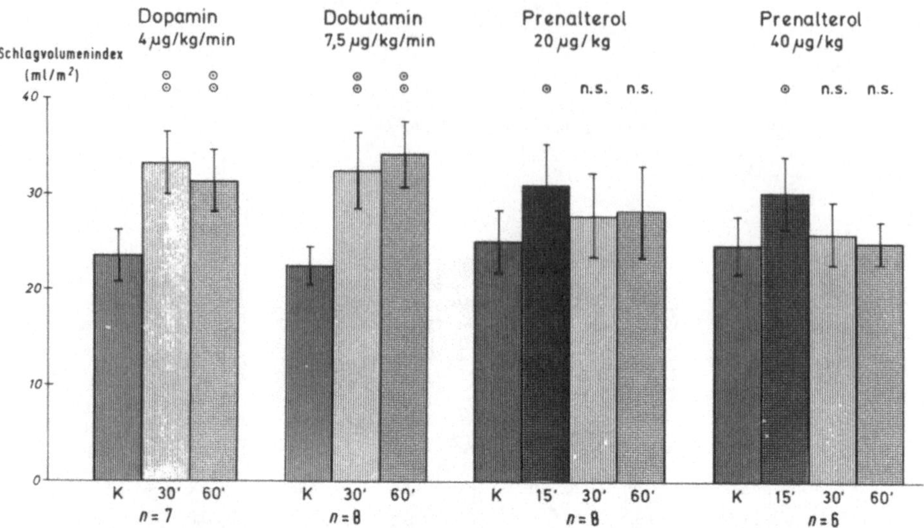

Abb. 7. Verhalten des Schlagvolumenindex unter Dopamin, Dobutamin und nach Prenalterol. *K* Kontrollwert, *n.s.* nicht signifikant, * p < 0,05, ** p < 0,01; x̄ ± SEM

geringer war der Anstieg des Schlagvolumens nach beiden geprüften Prenalteroldosierungen (etwa + 24%, p < 0,05) (Abb. 7).

Die Steigerung des Herzindex war — auf die Ausgangswerte bezogen — ausgeprägter als die Zunahme des Schlagvolumenindex: Unter Dopamin kam es zu einem maximalen Anstieg um 62%, unter Dobutamin um 70% (jeweils p < 0,01); auch hier waren die Prenalterolwirkungen deutlich geringer mit einer maximalen Zunahme um 26% bzw. 32% (p < 0,05) (Abb. 8).

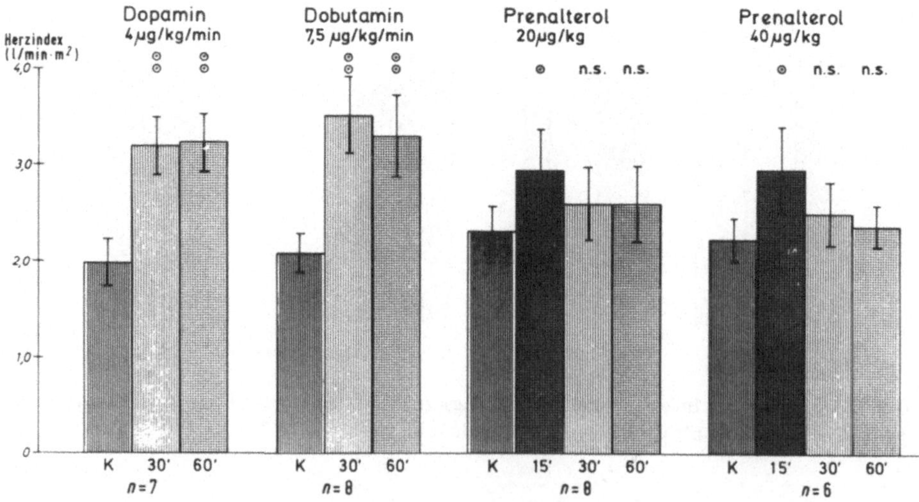

Abb. 8. Verhalten des Herzindex unter Dopamin, Dobutamin und nach Prenalterol. *K* Kontrollwert, *n.s.* nicht signifikant, * p < 0,05, ** p < 0,01; x̄ ± SEM

Der periphere Gesamtgefäßwiderstand (TRP) zeigte unter Dopamin und Dobutamin entsprechend der wesentlich ausgeprägteren Zunahme der Herzauswurfleistung bei nur geringfügig sich änderndem arteriellen Mitteldruck einen deutlich stärkeren Abfall als nach Prenalterol in beiden geprüften Dosierungen (Abb. 9).

Der pulmonale Gesamtgefäßwiderstand (PVR) verhielt sich analog zum peripheren Gefäßwiderstand mit einem signifikanten Abfall unter allen geprüften Substanzen. Die Abnahme war unter Dobutamin mit maximal −43% im Mittel (p < 0,01) am stärksten ausgeprägt, bei Prenalterol mit Werten um −20% im Mittel (p < 0,05) am schwächsten (Abb. 10).

Diskussion

Wie aus unseren Untersuchungen hervorgeht, kommt es bei Patienten mit schwerer Herzinsuffizienz unter Dopamin (4 µg/kg/min) und Dobutamin (7,5 µg/kg/min) zu einer erheblichen Verbesserung der Ventrikelfunktion mit einem vergleichbaren Anstieg von Schlagvolumen und Herzzeitvolumen um 50 bis 60%, während Prenalterol in den Dosen 20 und 40 µg/kg nur einen Anstieg in der Größenordnung von 20 bis 30% bewirkte. Der wichtigste Unterschied in der Beeinflussung der Hämodynamik ist darin zu sehen, daß unter Dobutamin ein signifikanter und klinisch bedeutsamer Abfall der Füllungsdrücke des linken und rechten Ventrikels nachweisbar war. Unter Dopamin blieben die Druckwerte gleich oder stiegen sogar an. Prenalterol verhielt

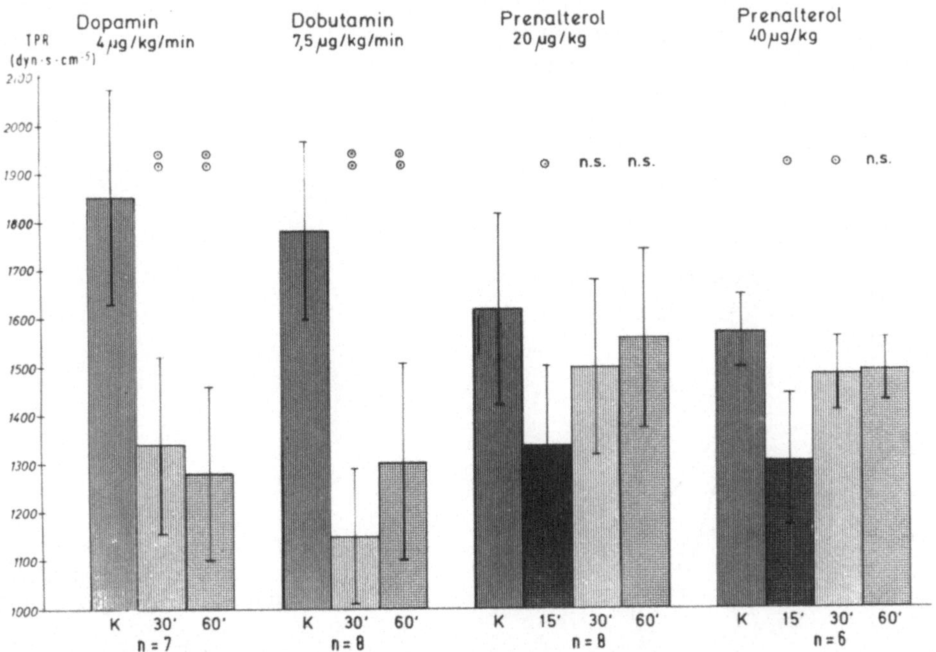

Abb. 9. Verhalten des peripheren Gesamtgefäßwiderstands (*TPR*) unter Dopamin, Dobutamin und nach Prenalterol. *K* Kontrollwert, *n.s.* nicht signifikant, * p < 0,05; ** p < 0,01 x̄ ± SEM

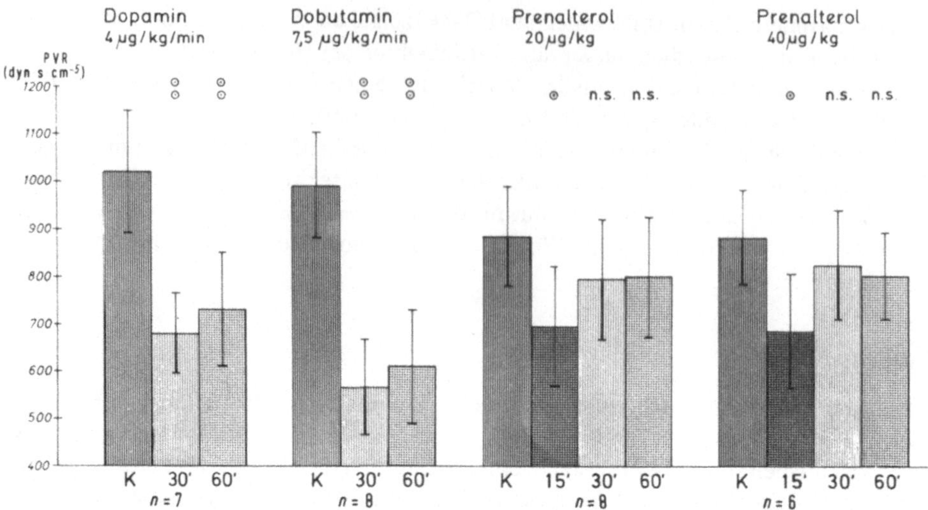

Abb. 10. Verhalten des pulmonalen Gesamtgefäßwiderstands (*PVR*) unter Dopamin, Dobutamin und nach Prenalterol. *K* Kontrollwert, *n.s.* nicht signifikant, * p < 0,05, ** p < 0,01 x̄ ± SEM

sich hier richtungsmäßig wie Dobutamin, das Ausmaß der Drucksenkung und der Steigerung der Schlagarbeit war deutlich geringer. Die erwünschte Verschiebung der Ventrikelfunktionskurve nach links oben durch Dobutamin und Prenalterol (Abb. 11) ist als Ausdruck einer echten Zunahme der Kontraktilität als Folge einer Stimulation der myokardialen β_1-Rezeptoren zu werten. Im Gegensatz dazu ging die Verbesserung der kardialen Auswurfleistung unter Dopamin mit einer Tendenz zum Anstieg des

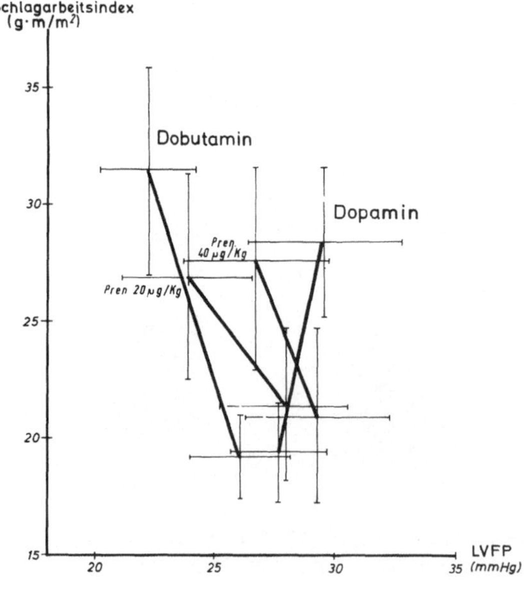

Abb. 11. Änderung der Beziehung zwischen Schlagarbeitsindex (*SAI*) und linksventrikulärem Füllungsdruck (*LVFP*) unter Dopamin (4,0 µg/kg/min), Dobutamin (7,5 µg/kg/min) sowie nach 20 und 40 µg/kg Prenalterol. x̄ ± s

linksventrikulären Füllungsdrucks und der Herzfrequenz einher. Auf die Gefahr einer Aggravierung einer Lungenstauung durch Dopamin wurde auch von anderen Autoren hingewiesen [19, 21] und es wurde empfohlen, im Interesse einer Pulmonalisdrucksenkung eine Dopamintherapie mit einer Nitroglyzerininfusion zu kombinieren. Der unter Dopamininfusion beschriebene Abfall der arteriellen Sauerstoffsättigung [19, 21] ist ebenfalls als Ausdruck einer vermehrten Lungenstauung zu erklären.

Als Ursache für eine Zunahme der Füllungsdrücke des rechten und linken Ventrikels [24] ist ein erhöhter venöser Rückstrom durch die α-Rezeptoren-stimulierende Dopaminwirkung anzunehmen, da bekannt ist, daß das kapazitive venöse Gefäßsystem auf eine α-Rezeptoren-Stimulation mit einer starken Vasokonstriktion antworten kann [9]. Das insuffiziente Herz ist trotz verbesserter Kontraktilität (β_1-Effekt) vielfach nicht in der Lage, das vermehrte Blutangebot zu bewältigen, und es kann zu einer Zunahme der Stauung vor beiden Ventrikeln kommen.

Als besonderer Vorteil des Dopamins gegenüber anderen Katecholaminen wird im allgemeinen die spezifische Steigerung der Nierendurchblutung besonders herausgestellt [5, 21], eine Wirkung, die Dobutamin nicht zukommt [22, 23]. Die Erhöhung des Herzminutenvolumens unter Dobutamin führt jedoch auch zu einer Verbesserung der Nierenfunktion, die bei unseren Patienten in einer Zunahme der Urinausscheidung zum Ausdruck kam. Falls die mit der Steigerung der kardialen Förderleistung proportional einhergehende Besserung der renalen Perfusion unter Dobutamin nicht ausreichend ist, kann es jedoch im Einzelfall sinnvoll sein, im Interesse einer Umverteilung des Herzminutenvolumens zu Gunsten des renalen Gefäßbereichs eine Dobutamintherapie mit Dopamin zu kombinieren [3, 4]. Um sonstige vaskuläre Effekte zu vermeiden, sollte jedoch Dopamin möglichst niedrig dosiert werden (um 2 μg/kg/ min), was um so eher möglich ist, als ein maximaler Effekt auf die Nierendurchblutung bereits bei 90–175 μg/kg [21] erreicht wird.

Die Wirkungen von Dobutamin bei Patienten mit chronischer schwerer Herzinsuffizienz sind in der Literatur gut belegt [1, 2, 7, 8, 15, 16, 17, 18], die Ergebnisse sind mit den von uns erhobenen Befunden richtungs- und größenmäßig gut vergleichbar.

Der neue β_1-Adrenozeptor-Agonist Prenalterol ist im Vergleich zu Dopamin und Dobutamin quantitativ wesentlich schwächer wirksam [12]. Ein echter Vergleich ist in der vorliegenden Studie jedoch sehr erschwert durch die Tatsache, daß die unterschiedliche Pharmakokinetik der Substanzen ein entsprechend modifiziertes Verabreichungsschema erforderlich machte. So konnten Dobutamin und Dopamin als Substanzen mit kurzer Halbwertzeit als Dauerinfusion gegeben werden, und die Meßzeitpunkte konnten so gelegt werden, daß eine Messung im Steady state möglich war. Die Effekte der Substanz Prenalterol wurde nach den Dosen 20 und 40 μg/kg zu den Zeitpunkten 15, 30 und 60 min nach Ende der jeweiligen 5minütigen Kurzinfusion gemessen. Wie auch später durchgeführten pharmakokinetischen Untersuchungen hervorging, fällt die Plasmakonzentration nach Infusionsende jedoch sehr rasch ab [13], so daß zu den Meßzeitpunkten 30 und 60 min nur noch sehr geringe Prenalterolplasmakonzentrationen vorhanden waren.

Eine signifikante Verbesserungen der Herzleistung waren demnach auch nur bei den 15-min-Meßzeitpunkten von Prenalterol vorhanden; quantitativ bewegten sich die Wirkungen bei der Herzauswurfleistung in der Größenordnung von etwa 50%

der Wirkungen von Dobutamin. Wie zu erwarten war, verhielt sich Prenalterol richtungsmäßig eher wie Dobutamin als wie Dopamin. So wurde durch die beiden β_1-selektiven Agonisten die Herzfrequenz nicht signifikant beeinflußt, die Füllungsdrücke des rechten und des linken Ventrikels und der Pulmonalarterienmitteldruck wurden durch Dobutamin und Prenalterol signifikant gesenkt. Unter beiden Prenalteroldosierungen kam es zu einer Verschiebung der Ventrikelfunktionskurve nach links oben (Abb. 11), und die Verbesserung des Herzzeitvolumens wurde nicht mit einem weiteren Anstieg der Füllungsdrücke erkauft: β_1-selektive Agonisten sind demnach bei der Therapie der schweren Herzinsuffizienz dem nichtselektiven Dopamin vorzuziehen. Bei der vergleichenden Beurteilung von Dobutamin und Prenalterol ist die für eine Langzeittherapie günstigere Pharmakokinetik von Prenalterol mit einer peroralen Anwendbarkeit [11, 14] mit dem Nachteil einer deutlich geringeren Wirkungsstärke verknüpft. Inwieweit der β-Agonist Prenalterol eine Bedeutung für die Langzeittherapie der schweren Herzinsuffizienz erlangen wird, bleibt noch abzuwarten. Einige Grundvoraussetzungen wie positiv inotrope Wirksamkeit, längere Eliminationshalbwertzeit und perorale Bioverfügbarkeit sind gegeben.

Literatur

1. Akhtar N, Miculic E, Cohn JN, Chaundry MH (1975) Haemodynamik effect of dobutamine in patients with severe heart failure. Am J Cardiol 36:202
2. Andy JJ, Curry CL, Ali N, Mehrotra PP (1977) Cardiovascular effects of dobutamine in severe congestive heart failure. Am Heart J 94:175
3. Augustin H-J, Huland H, Leichtweiß HP (1977) Der Einfluß von Dopamin auf die renale und intrarenale Hämodynamik. In: Hossli G, Gattiker R, Haldemann G (Hrsg) (1977) Dopamin, Grundlagen und bisherige klinische Erfahrungen vor allem in der Intensivmedizin. Thieme, Stuttgart
4. Augustin H-J, Melderis H, Pantlen H, Wichert P v (1979) Hämodynamische und renovaskuläre Wirkungen von Dopamin und Dobutamin. Intensive Care Med 16:195
5. Autenrieth G, Krüger R, Bolte H-D (1977) Beeinflussung der Nierenfunktion durch Dopamin. In: Hossli G, Gattiker R, Haldemann G (Hrsg) (1977) Dopamin, Grundlagen und bisherige klinische Erfahrungen vor allem in der Intensivmedizin. Thieme, Stuttgart
6. Beiser GD, Epstein SE, Goldstein RE, Stampfer M, Braunwald E (1970) Comparison of the peak inotropic effects of a catecholamine and a digitalis glycoside in the intact canine heart. Circulation 42:805
7. Beregovich J, Bianchi Ch, D'Angelo R, Diaz R, Rubler S (1975) Haemodynamic effects of a new inotropic agent (dobutamine) in chronic cardiac failure. Br Heart J 37:629
8. Berkowitz C, McKeever L, Croke RP, Jacobs WR, Loeb HS, Gunnar RW (1977) Comparative responses to dobutamine and nitroprusside in patients with chronic low output cardiac failure. Circulation 56:918
9. Braunwald E, Ross J jr, Kahler RL, Gaffney Th E, Goldblatt A, Mason DT (1963) Reflex control of the systemic venous bed. Effects on venous tone of vasoactive drugs, and of baroreceptor and chemoreceptor stimulation. Circ Res 12:539
10. Cohn JN, Tristani FE, Khatri IM (1969) Cardiac and peripheral vascular effects of digitalis in clinical cardiogenic shock. Am Heart J 78:318
11. Johnsson G, Jordö L, Lundborg P, Rönn O, Welin-Fogelberg I, Wikstrand J (1978) Hemodynamic and tolerance studies in man of a new, orally active, selective β_1-adrenoceptor agonist H 80/62. Eur J Clin Pharmcol 13:163

12. Klein G, Schnelle K, Wirtzfeld A, Schinz A, Himmler F Ch, Holzmüller W (1979) Pharmako-
    dynamik der neuen β_1-spezifischen Agonisten Prenalterol (H 133/22) verglichen mit Dopa-
    min und Dobutamin. Z Kardiol 68:282
13. Klein G, Wirtzfeld A, Himmler F Ch (1980) Pharmakokinetik des β_1-Adenozeptor-Agonisten
    Prenalterol (H 133/22). Z Kardiol 69:183
14. Knaus M, Pfister B, Dubach UC, Imhof PR (1978) Human pharmacology studies with a new,
    orally active stimulant of cardiac adrenergic beta-receptors. Am Heart J 95:602
15. Leier CV, Webel J, Bush Ch A (1977) The cardiovascular effects of the continous infusion of
    dobutamine in patients with severe cardiac failure. Circulation 56:468
16. Lewis GRJ, Poole Wilson PA, Angerpointer TA, Farnsworth AE, Williams BT, Coltart DJ
    (1978) Measurement of the circulatory effects of dobutamine, a new inotropic agent, in pa-
    tients following cardiac surgery. Am Heart J 95:301
17. Loeb H, Bredakis J, Gunnar R (1975) Superiority of dobutamine over dopamine for augmen-
    tation of cardiac output in patients with cardiac failure. Circulation 51, 52 [Suppl II]: II—76
    (Abstr)
18. Loeb HS, Khan M, Klodnycky ML, Sinno MZ, Towne WD, Gunnar RM (1975) Hemodynamic
    effects of dobutamine in man. Circ Shock 2:29
19. Loeb HW, Bredakis J, Gunnar RM (1977) Superiority of dobutamine over dopamine for aug-
    mentation of cardiac output in patients with chronic low output cardiac failure. Circulation
    55:375
20. Miculic E, Cohn JN, Franciosa JA (1977) Comparative hemodynamic effects of inotropic
    and vasodilator drugs in severe heart failure. Circulation 56:528
21. Ramdohr B, Schüren KP, Biamino G, Schröder R (1973) Der Einfluß von Dopamin auf Hämo-
    dynamik und Nierenfunktion bei der schweren Herzinsuffizienz des Menschen. Klin Wochenschr
    51:549
22. Robie NW, Goldberg LI (1973) Comparative systemic and regional hemodynamic effects
    of dopamine and dobutamine. Am Heart J 90:340
23. Vatner SV, McRitchie RJ, Braunwald E (1974) Effects of dobutamine on left ventricular
    performance, coronary dynamics, and distribution of cardiac output in conscious dogs. J
    Clin Invest 53:1265
24. Wirtzfeld A, Klein G, Delius W, Himmler Ch, Volger E, Davidson J (1978) Dopamin und
    Dobutamin in der Behandlung der schweren Herzinsuffizienz. Dtsch Med Wochenschr 103:
    1915

Vasodilatantien bei Herzinsuffizienz –
Spezielle Indikationen

H.-D. Bolte

Auf dem Boden unserer Kenntnisse über Vasodilatantien und deren unterschiedliche Wirkungen auf das arterielle und venöse Gefäßsystem ergeben sich einige differential-therapeutische Gesichtspunkte, die im folgenden abgehandelt werden sollen.

Verminderung von Vorlast- und Nachlastgrößen

Durch systematische Untersuchungen bei Patienten mit Herzinsuffizienz wurde der Einfluß von Hydralazin in einer Steigerung des Schlagvolumenindex bei nur geringer Verminderung des Füllungsdrucks dokumentiert [17]. Demgegenüber bewirken bei den gleichen Patienten Nitrate vorzugsweise eine Reduktion des Füllungsdrucks, entsprechend der vorherrschenden Eigenschaft dieser Substanzen, die Kapazität des venösen Niederdrucksystems zu erhöhen. Die Kombination beider Wirkungsprinzipien [18] führte dann zu dem therapeutisch erwünschten Effekt, daß eine ausgeprägte Senkung des Füllungsdrucks mit einer gleichzeitig besonders ausgeprägten Zunahme des Schlagvolumens vergesellschaft wurde. Dabei waren Herzfrequenz und mittlerer arterieller Blutdruck im Vergleich unverändert. Eine deutliche Senkung des systemischen Gefäßwiderstands war lediglich bei Hydralazin und in Kombination von Hydralazin und Nitraten zu beobachten, und auch nur bei diesen beiden Konstellationen war eine deutliche Zunahme des Herzindex um 1,5 l/min/qm^2 zu verzeichnen. Es handelte sich bei diesen Patienten um ein Krankengut mit einer höhergradigen Herzinsuffizienz entsprechend einem Herzindex von 2 l/min/qm^2 (Abb. 1). Diese Medikation hat den für eine Dauerbehandlung entscheidenden Vorteil einer oralen Anwendbarkeit [18].

Kardiales Lungenödem

Als Erstmaßnahme bei der Behandlung des kardiogenen, durch myogenes Herzversagen ausgelösten Lungenödems hat sich Nitroglyzerin, als Aerosol oder als Nitrolingual, aber auch Isosorbiddinitrat als Aerosol und sublingual bewährt [1, 2, 4, 7]. Es kommt dabei nachweislich zu einer Reduktion des pulmonal-arteriellen Mitteldrucks und zu einer Verminderung des linksventrikulären Fülldrucks. Für den Patienten wird dies daran erkennbar, daß die Dyspnoe verschwindet, und außerdem nehmen die klinischen Zeichen der pulmonalen Stauung ab. Ferner ist sowohl bei oraler als auch bei i.v. Applikation von Nitraten in der Situation der hochgradigen Linksherzinsuffizienz eine mäßige Zunahme des Herzzeitvolumens zu beobachten, wie zahlreiche Studien [8, 12, 14] ergeben haben haben (s. auch Abb. 1). Als intravenöse Erhaltungsdosis empfiehlt sich eine niedrige Infusionsgeschwindigkeit von

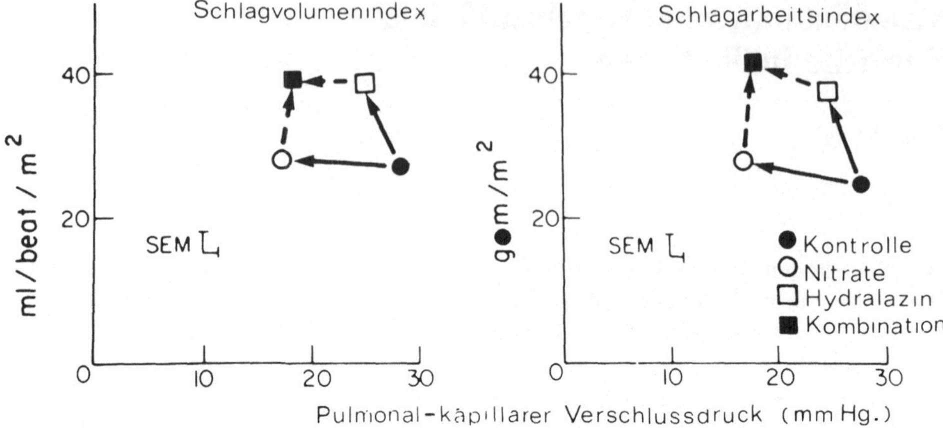

Abb. 1. Auswirkungen von Vasodilatantien unterschiedlicher Wirkungsmuster auf Schlagvolumenindex und Schlagarbeitsindex, bezogen auf den pulmonalen kapillaren Verschlußdruck. Man beachte, daß Nitrate und Hydralazin, kombiniert angewendet, Schlagvolumenindex und Schlagarbeitsindex steigern und gleichzeitig eine deutliche Reduktion des pulmonalen Kapillarverschlußdrucks bewirken (aus [18])

1 mg Nitroglyzerin/h [3, 4]. Andererseits ist eine zu hohe Dosierung, entsprechend etwa einer Dosis von mehr als 3 mg/h, von der Gefahr begleitet, daß eine unerwünschte Reduktion des Herzzeitvolumens daraus resultiert. – Selbstverständlich haben neben der Anwendung der Nitrate beim akuten Lungenödem alle bewährten anderen Maßnahmen ihren Platz, wie z.B. Hochlagerung des Oberkörpers, akute Diurese mit Furosemid (40 mg i.v.), Sauerstoffinsufflation per Nasensonde, Senkung eines erhöhten arteriellen Blutdrucks, Behandlung von bedrohlichen Herzrhythmusstörungen, Steigerung der Herzkraft durch positiv inotrope Pharmaka, sedierende Maßnahmen u.a. [3].

Koronare Herzerkrankung

Aus zahlreichen Studien der letzten Jahre ist hervorgegangen, daß bei akutem Myokardinfarkt der diastolische Füllungsdruck im linken Ventrikel durch Vasodilatantien deutlich gesenkt werden kann [9, 16]. Aus großen Sammelstatistiken geht hervor, daß dabei die Anwendung von Nitroglyzerin nicht regelhaft von einer Zunahme des Herzzeitvolumens gefolgt war (Schrifttum bei [9]), wenngleich der linksventrikuläre Füllungsdruck reduziert wurde. Demgegenüber haben Untersuchungen mit Nitroprussid-Natrium gezeigt, daß Hand in Hand mit einer Abnahme des Füllungsdrucks das Schlagvolumen und das Herzzeitvolumen einen Anstieg erkennen ließen [9]. Dabei ist aber zu berücksichtigen, daß nicht immer eine Verminderung der Großkreislaufimpedanz für den Myokardinfarktkranken von Nutzen ist, da eine Erniedrigung des diastolischen Aortendrucks von einer Minderperfusion im poststenotischen Koronargefäßsystem zu einer weiteren Durchblutungsverminderung führen kann [15]. Deshalb ist bei Myokardinfarkt hinsichtlich der Anwendung von Vasodilatantien besondere Vorsicht geboten und die Dosierung von der elektrokardiographischen Verlaufskontrolle und der klinischen Problematik abhängig zu machen. Bei Myokardinsuffizienz auf dem Boden einer koronaren Herzkrankheit ohne Myokardinfarkt kann die Medikation mit Vasodilatantien als eine gut gesicherte therapeutisch erfolgversprechende Maßnahme angesehen werden.

Abbildung 1 gibt zu erkennen, daß in Abhängigkeit vom hämodynamischen Schweregrad der therapeutische Nutzen von Nitroglyzerin unterschiedlich ist [4]. So zeigt sich, daß insbesondere bei hohen Füllungsdrücken, d.h. bei hohen Schweregraden einer Herzinsuffizienz, die Auswirkung auch von niedrigen Nitroglyzerindosierungen auf die Reduktion des Füllungsdrucks besonders groß ist. Auch ist in solchen Fällen eine besonders deutliche Zunahme des Schlagvolumenindex zu erkennen [16]. Bei niedrigen Füllungsdrücken hingegen, d.h. bei hypovolämischen Zustandsbildern, kann sich die Medikation von Nitroglyzerin nachteilig, d.h. mit einer Reduktion des Herzzeitvolumens, auswirken. Deshalb ist bei fehlender venöser Einflußstauung und zusätzlichen Zeichen einer Hypovolämie die Anwendung von Nitraten zur Besserung der Herzfunktion zu meiden. Statt dessen sollte zunächst eine Volumensubstitution erfolgen. Hinzu kommt, daß eine arterielle Blutdrucksenkung durch Nitroglyzerin dann zu vermeiden ist, wenn niedrige Dosierungen von 1 bis max. 2 mg/h zur Anwendung kommen. Abbildung 1 läßt erkennen, daß bereits bei einer Dosis von 3 mg/h der arterielle Mitteldruck erniedrigt wird.

Klappenvitien

Bei höhergradigen Regurgitationsvitien, d.h. bei Aorteninsuffizienz und bei Mitralinsuffizienz, besonders wenn sie akut auftreten (z.B. Papillarmuskelabriß bei Myokardinfarkt), ist durch eine Verminderung der Impedanz mit am arteriellen und venösen Gefäßsystem angreifenden Vasodilatantien (Typ Nitroprussid-Natrium) eine Verminderung der Regurgitationsvolumina zu erreichen mit einer resultierenden Zunahme des Herzzeitvolumens [10, 11]. Auf dem gleichen Mechanismus beruht die therapeutische Effizienz bei akutem Ventrikelseptumdefekt, wie er ebenfalls im Rahmen eines Myokardinfarkts auftreten kann.

Herrscht bei Patienten mit Mitral- und/oder Aortenklappeninsuffizienz eine pulmonale Stauung vor, dann empfiehlt sich die Anwendung von Vasodilatatoren des Nitrattyps [6].

Von Klein et al. [5] wurde bei 12 Patienten mit Mitral- und/oder Aortenklappenfehlern (Stadium IV) und hochgradiger therapierefraktärer Lungenstauung die Wirkung von parenteral verabreichtem Nitroglyzerin nach akuter Gabe sowie während einer Dauerinfusion untersucht. Die i.v. Applikation von 1 mg bewirkte einen sofortigen deutlichen Abfall des rechtsarterialen Mitteldrucks, des Pulmonalarterien- und Pulmonalkapillarmitteldrucks, während arterieller Blutdruck, Schlagvolumenindex, Herzfrequenz und Herzindex im Mittel unverändert blieben. Mit einer Dosis zwischen 3 und 10 mg/h konnte die erreichte Drucksenkung im kleinen Kreislauf aufrecht erhalten werden. Es ist bemerkenswert, daß durch dieses Verfahren auf dem Boden der Klappenfehler keine zusätzliche Verminderung des Herzzeitvolumens zu beobachten war.

Dilative Herzerkrankungen

Bei dilativen Herzerkrankungen findet sich charakteristischerweise neben einem erniedrigten Herzzeitvolumen ein hoher enddiastolischer Druck im linken Ventrikel sowie eine verminderte Auswurffraktion. Auch unter diesen Umständen ist mit Vasodilatantien, vorzugsweise mit Hydralazin, eine Steigerung des Herzzeitvolumens zu erzielen [13], wie auch Untersuchungen von Fitchett et al. [19] gezeigt haben. Dabei stieg das Schlagvolumen bei 200–300 mg/Tag Hydralazin um 17%. Außerdem braucht eine Steigerung der Herzfrequenz, wie sie gelegentlich bei der Hypertoniebehandlung mit Hydralazin zu beobachten ist, nicht befürchtet zu werden.

Literatur

1. Bussmann WD, Walachowa J, Kaltenbach N (1975) Wirkung von Nitroglyzerin beim akuten Myokardinfarkt. 1. Nitroglyzerin sublingual zur Behandlung der Linksherzinsuffizienz und des Lungenödems. Dtsch Med Wochenschr 100:749
2. Bussmann WD, Löhner J, Kaltenbach M (1977) Orally administered isosorbiadinitrate in patients with and without left ventricular failure due to myocardial infarction. Am J Cardiol 39:91
3. Bolte HD (1977) Therapie bei kardiogenem Schock-Syndrom. Med Welt 28:1710
4. Cyran J, Hellwig H, Bolte HD, Karabensch FJ (1978) Einfluß von Nitroglyzerin auf die myokardiale Pumpfunktion bei Linksherzinsuffizienz. Herz/Kreisl 10:116
5. Klein G, Wirtzfeld A, Himmler FC, Vogler E (1979) Therapie dekompensierter Herzklappenvitien mit Nitroglyzerin. Dtsch Med Wochenschr 104:582
6. Goldberg S, Mann W, Grossmann W (1978) Nitrate therapy of heart failure in valvular heart disease. Am J Med 65:161
7. Johnson JB, Gross JF, Hole E (1957) Effects of sublingual nitroglycerin on pulmonary artery pressure in patients with failure of the left ventricle. N Engl J Med 257:1114
8. Franciosa JB, Guiha NM, Limas CJ, Cohn JN (1972) Improved left ventricular function during nitroprusside infusion in acute myocardial infarction. Lancet I:650
9. Chatterjee K, Parmley WW, Ganz W, Forrester J, Swan HJC (1973) Hemodynamic and metabolic responses to vasodilator therapy in acute myocardial infarction. Circulation 48:1183
10. Chatterjee K, Parmley WW, Swan HJC (1973) Beneficial effects of vasodilator agents in severe mitral regurgitation due to dysfunction of subvalvar apparatus. Circulation 48:684
11. Miller RR, Vismara LA, DeMaria AN, Salel AF, Williams DO, Mason DT (1976) Afterload reduction therapy by nitroprusside in severe aortic regurgitation: Improved cardiac performance and reduced regurgitant volume. Am J Cardiol 38:564
12. Capone R, Mason DT, Amsterdam EA, Zelis R (1972) A comparison of the action of short and long-action nitrites on the peripheral circulation. Clin Res 20:204
13. Rossen RM, Alderman E, Harrison DC (1976) Circulatory response to vasodilator therapy in congestive cardiomyopathy. Br Heart J 38:695
14. Williams DO, Bommer WJ, Miller RR, Amsterdam EA, Mason DT (1977) Hemodynamic assessment of oral peripheral vasodilator therapy in chronic congestive heart failure prolonged effectiveness of isosorbide dinitrate. Am J Cardiol 39:84
15. Miller RR, Awan NA, DeMaria AN, Mason DT (1977) Importance of maintaining systolic blood pressure during nitroglycerin administration for reducing ischemic injury in patients with coronary disease. Am J Cardiol 40:504
16. Gold KH, Leinbach RC, Sanders CA (1972) Use of sublingual Nitroglycerin in congestive failure following acute myocardial infarction. Circulation 46:839
17. Chatterjee K, Parmley WW, Massie B, Greenberg B, Werner J, Klausner S, Norman A (1976) Oral hydralazine therapy of chronic refractory heart failure. Circulation 54:880

18. Massie B, Chatterjee K, Werner J, Greenberg B, Hart R, Parmley WW (1977) Hemodynamic advantage of combined administration of hydralazine orally and nitrates nonparenterally in the vasodilator therapy of chronic heart failure. Am J Cardiol 40:794
19. Fitchett DH, Neto JAM, Oakley CM, Goodwin JF (1979) Hydralazine in the management of left ventricular failure. Am Cardiol 44:303

Parenterale Kombinationstherapie mit Katecholaminen und Vasodilatantien bei koronarer Herzkrankheit

J. Cyran und H.-D. Bolte

Vasodilatantien und Katecholamine haben die klassische Therapie der schweren Herzinsuffizienz entscheidend ergänzt und bereichert. Im Vergleich zu Digitalis und Diuretika liegt der Vorteil beider Substanzgruppen in ihrer guten Steuerbarkeit und ihrer kurzen Halbwertzeit. (Einzelheiten zu den pharmakologischen Grundlagen s. Kapitel 1.)

Die Auswahl der intravenös zu applizierenden Vasodilatans richtet sich nach den hämodynamischen Gegebenheiten. Steht eine pulmonale Stauung infolge akuter Linksherzinsuffizienz im Vordergrund, ist ein vorwiegend venös wirksames Vasodilatans wie Nitroglyzerin zu bevorzugen, besteht zusätzlich zu der pulmonalen Stauung eine Hypertonie, ist Nitroprussid-Natrium das Medikament der Wahl.

Bei der Therapie mit Vasodilatantien muß bei Patienten mit koronarer Herzkrankheit berücksichtigt werden, daß jede kritische Abnahme des diastolischen Aortendrucks zu einer Gefährdung der Organperfusion, vor allem auch der Koronargefäße, führen kann. Deshalb ist bei Patienten mit Hypotension und koronarer Herzkrankheit besondere Vorsicht bei der Therapie des akuten Myokardversagens mit Vasodilatantien geboten.

Bei der Anwendung von Katecholaminen andererseits muß berücksichtigt werden, daß der myokardiale Sauerstoffverbrauch abhängig ist: von der myokardialen Wandspannung, deren determinierende Faktoren systolischer Blutdruck und enddiastolisches Volumen sind, von der Herzfrequenz und von der Kontraktilität. Eine Steigerung des myokardialen Sauerstoffverbrauchs infolge therapeutischer Maßnahmen ist jedoch bei Patienten mit koronarer Herzkrankheit unerwünscht. Zusätzlich wird der Einsatz von Katecholaminen durch deren positiv chronotrope, periphervaskuläre und arrhythmogene Wirkung limitiert.

Die Relation zwischen Herzindex und linksventrikulärem Füllungsdruck bestimmt die Pumpfunktion des Herzens [1]. Wie Abb. 1 zeigt, lassen sich vereinfachend nach hämodynamischen Gesichtspunkten 4 Patientengruppen unterscheiden: In Gruppe I Patienten mit normaler Pumpfunktion (HI $> 3,0$ l/min/m^2, LVEDP < 14 mmHg), in Gruppe II Patienten mit erhöhtem linksventrikulärem Füllungsdruck (LVEDP > 14 mmHg) und pulmonaler Kongestion, aber ohne periphere Minderperfusion (HI $> 2,5$ l/min/m^2), in Gruppe III Patienten mit vermindertem Herzzeitvolumen (HI $< 2,5$ l/min/m^2) und erniedrigtem linksventrikulärem Füllungsdruck (LVEDP) < 14 mmHg), in Gruppe IV Patienten mit pulmonaler Stauung (LVEDP > 20 mmHg) und peripherer Minderperfusion (HI $< 2,0$ l/min/m^2). Klinisch sind bei Gruppe IV Dyspnoe bis zum Lungenödem, auskultatorisch feuchte Rasselgeräusche, III Herzton, Zentralisation und im Röntgenthoraxbild Zeichen einer pulmonalen Stauung vorhanden.

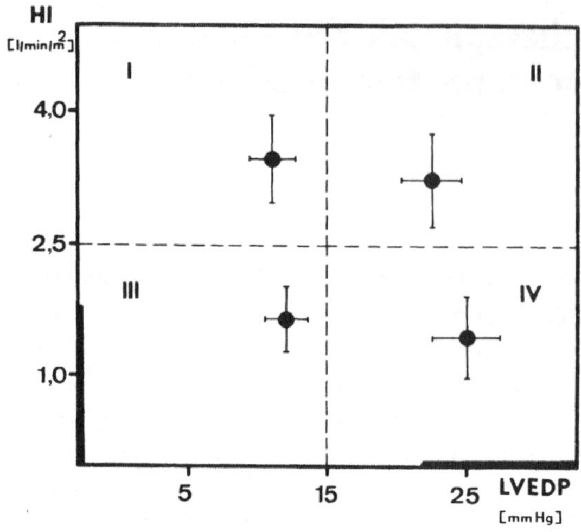

Abb. 1. Einteilung der Patienten in 4 Gruppen nach hämodynamischen Gesichtspunkten. Herzindex (*HI*) und linksventrikulärer Füllungsdruck (*LVEDP*)

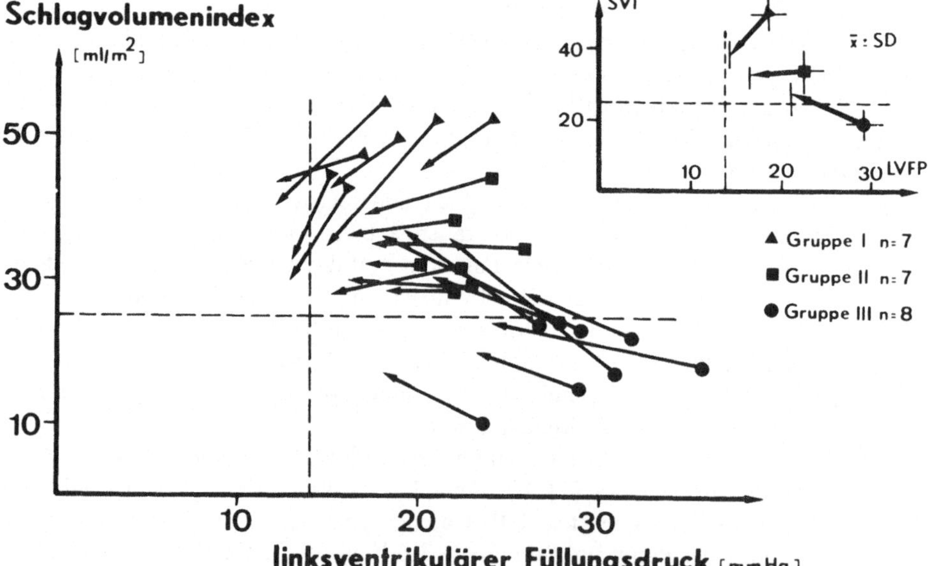

Abb. 2. Die Änderung des Schlagvolumenindex (*SVI*) ist abhängig von der hämodynamischen Ausgangssituation und der Nitroglyzerindosierung. Bei Patienten mit niedrigem SVI und hohem LVEDP nimmt der SVI während der Infusion von 20–50 µg/min Nitroglyzerin zu

Vasodilatantien werden vor allem bei Gruppe II und Gruppe IV eingesetzt. Bei Gruppe II ist das therapeutische Ziel, die pulmonale Stauung und damit das enddiastolische Volumen des linken Ventrikels zu mindern, ohne gleichzeitig das Herzzeitvolumen wesentlich zu senken. Vor allem bei Normotonikern eignet sich hierzu besonders Nitroglyzerin.

Die Wirkung des intravenös applizierten Nitroglyzerins ist ganz wesentlich abhängig von der hämodynamischen Ausgangssituation und ebenso von der Dosierung.

Zweiundzwanzig Patienten mit Linksherzinsuffizienz III/IV (NYHA) wurden nach dem Herzzeitvolumen in 3 Gruppen unterteilt. Bei Patienten mit normalem Herzzeitvolumen führten 20–50 μg/min Nitroglyzerin zu einer Abnahme des Herzzeitvolumens, vor allem dann, wenn der LVEDP bis in den Normalbereich gesenkt wurde (Abb. 2). Bei der Patientengruppe mit gering eingeschränktem Herzzeitvolumen änderte sich das Herzzeitvolumen im Mittel nicht. Bei der Patientengruppe mit hochgradig eingeschränktem Herzzeitvolumen und stark erhöhtem linksventrikulärem Füllungsdruck führte Nitroglyzerin in dieser niedrigen Dosierung zu einer Zunahme von Herzzeitvolumen sowie Schlagvolumen und gleichzeitig zu einer deutlichen Abnahme der pulmonalen Stauung [2]. Wie frühere Untersuchungen gezeigt haben, nimmt der diastolische Aortendruck unter Nitroglyzerin (20–50 μg/min) nicht ab, was vor allem bei Patienten mit instabiler Angina pectoris oder eingetretenem Myokardinfarkt von besonderer Bedeutung ist [3].

Die größten therapeutischen Probleme werfen Patienten der Gruppe IV auf, deren hämodynamische Ausgangssituation durch ausgeprägte Lungenstauung, stark reduziertes Herzzeitvolumen und als zusätzliche Komplikation durch hypotone arterielle Blutdruckwerte gekennzeichnet ist. Wie gefährdet diese Patienten sind, schlägt sich in der im Vergleich zu den anderen Patientengruppen deutlich höheren Frühmortalitätsrate von 51% nieder. Bei Gruppe III beträgt die Frühmortalitätsrate 23%, bei Gruppe II 9% und bei Gruppe I 3%.

Nur bei Patientengruppe IV erscheint eine Kombinationsbehandlung mit Katecholaminen und Vasodilatantien sinnvoll. Die kombinierte Applikation eines Katecholamins mit einem Vasodilatans haben wir deshalb systematisch untersucht, weil bei Patienten mit akutem Myokardversagen und einer der Gruppe IV entsprechenden hämodynamischen Ausgangssituation weder Katecholamine noch Vasodilatantien allein den gewünschten therapeutischen Erfolg, nämlich eine ausreichende Steigerung des Herzzeitvolumens, eine Abnahme der Lungenstauung und gleichzeitig stabile, normotone, arterielle Blutdruckverhältnisse erbrachten.

Wir haben bei einer Gruppe von 20 Patienten mit koronarer Herzkrankheit untersucht, wie sich die linksventrikuläre Pumpfunktion während der Infusion von Dobutamin kombiniert mit Nitroprussid-Natrium im Vergleich zur Infusion von Dobutamin bzw. Nitroprussid-Natrium allein ändert. Bei allen Patienten war der LVEDP über 18 mmHg erhöht, und der Herzindex (HI) war bei 13 Patienten auf weniger als 2,5 l/min/m^2 vermindert.

Dobutamin wurde in einer Dosierung von 5–7,5 μg/min/kg (350–700 μg/min) infundiert. Die Dosierung des Nitroprussid-Natrium (NP) wurde durch kontinuierliche Erhöhung so gewählt, daß das maximal mögliche Herzzeitvolumen erreicht wurde. Im Mittel wurden 60 μg/min NP appliziert. Zur kombinierten Infusion wurden die bei der Einzelinfusion verwendeten Dosierungen beibehalten.

Ergebnisse

Die Herzfrequenz änderte sich während der kombinierten Infusion von Dobutamin (Db) und Nitroprussid-Natrium (NP) nicht, wie auch nicht während der alleinigen Infusion von Db oder NP. Die Herzfrequenz betrug im Mittel 75 ± 9 min^{-1}.

Die diastolische Aortendruck, der eine wichtige Bedeutung für die Koronarperfusion hat, nahm während der kombinierten Infusion von Db und NP von 81 ± 9 auf 77 ± 5 mmHg (p < 0,001) ab, währenddessen er unter alleiniger Infusion von NP auf 72 ± 3 mmHg abnahm (p < 0,001). Unter Db allein blieb der diastolische Aortendruck unverändert (82 ± 9 mmHg).

Die Kombination einer Behandlung mit einem positiv inotropen Pharmakon zusammen mit einer pharmakologischen Verminderung der Nachlast des Herzens ist als therapeutisch aussichtsreich gut belegt. Im folgenden soll beispielhaft dargestellt werden, in welcher Weise sich bei 20 Patienten mit fortgeschrittener Herzinsuffizienz im Rahmen einer koronaren Herzkrankheit (klinischer Schweregrad III—IV) Db in einer Dosis von 5 µg/kg Körpergewicht und Minute zusammen mit NP in einer Dosis von 60 µg/kg min auswirkt im Vergleich zur separaten Anwendung der Pharmaka allein (s. Abb. 3).

NP bewirkt eine deutliche Reduktion des linksventrikularen Füllungsdrucks von im Mittel 22 mmHg auf 12 mmHg und ist begleitet von einem nur geringen Anstieg

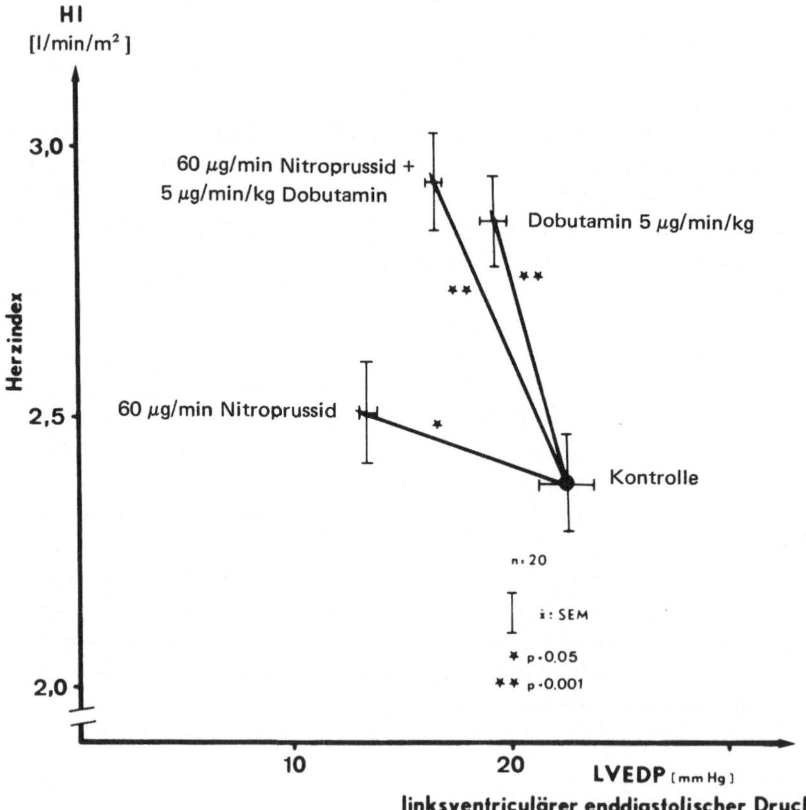

Abb. 3. Änderung von *HI* und *LVEDP* während der kombinierten Infusion von Nitroprussid-Natrium und Dobutamin im Vergleich zur Infusion der Einzelsubstanzen. Die kombinierte Infusion führt zu einem weiteren Anstieg des Herzindex, gleichzeitig nimmt der LVEDP deutlicher ab als unter Dobutamin allein

des Herzindex. Demgegenüber führt Db einerseits, als auch andererseits die Kombination von Db mit NP zu einem deutlichen Anstieg des Herzindex um etwa 0,5 l/min/m^2. Dabei ist allerdings die Reduktion des linksventrikulären Füllungsdrucks vergleichsweise geringer.

Da die Herzfrequenz unter den untersuchten Bedingungen unverändert war, erweist sich die Betrachtung des Schlagarbeitsindex als aufschlußreich. Bekanntlich geht in den Schlagarbeitsindex das Schlagvolumen in Abhängigkeit von dem entwickelten linksventrikulären Druck ein. Demzufolge zeigt der Schlagarbeitsindex unter NP eine Tendenz zur Erniedrigung, wohingegen der Schlagarbeitsindex unter Verwendung von Dobutamin deutlich zunimmt. Da der Schlagarbeitsindex zum Sauerstoffverbrauch des ganzen Herzens in positiver Korrelation steht, ist es therapeutisch erstrebenswert, bei möglichst geringen Zunahmen des Schlagarbeitsindex eine möglichst deutliche Zunahme des Herzzeitvolumens zu erzielen.

Wie unsere Meßergebnisse zeigen, führt Db in etwa gleichem Ausmaß wie die Kombination von Db mit NP zu einer Zunahme des Herzzeitvolumens. Der Anstieg des Herzzeitvolumens bzw. des Herzindex ist wesentlich größer als bei der Anwendung von NP allein. Andererseits wird die Zunahme des Herzzeitvolumens unter der Kombinationsbehandlung bei einem deutlich niedrigeren arteriellen Blutdruck, also bei verminderter Nachlast, erreicht, wohingegen unter Anwendung von Db allein der arterielle Blutdruck, wenn auch gering, zunimmt.

Das bedeutet: Bei Patienten, bei denen die Sauerstoffversorgung des Herzens kritisch sein kann, d.h. bei bestimmten Formen von koronarer Herzkrankheit, ist die zusätzliche Anwendung von NP zum Db geeignet, bei annähernd gleicher Zunahme des Herzzeitvolumens bzw. Herzindex zusätzlich Lastfaktoren des Herzens zu vermindern. Auf diese Weise wird einer myokardialen Ischämie entgegengewirkt. Unter den angegebenen Dosierungen kam es zu keiner verwertbaren Änderung des Aortenmitteldruckes unter Db, wohingegen die kombinierte Anwendung mit NP zu einer statistisch signifikanten Reduktion von 103 auf 93 mmHg führte. Demgegenüber wurde der Aortenmitteldruck unter NP allein auf 87 mmHg reduziert.

Die Beziehung zwischen Herzindex (HI) und linksventrikulärem Füllungsdruck (LVEDP) zeigt Abb. 3. Unter der kombinierten Infusion steigt der Herzindex von 2,3 ± 0,4 auf 2,9 ± 0,4 l/min/m^2 (p < 0,001), gleichzeitig nimmt der LVEDP von 22 ± 5 auf 16 ± 2 mmHg (p < 0,001) ab. Während Db-Infusion steigt der HI auf 2,8 ± 0,4 l/min/m^2 (p < 0,001) und der LVEDP sinkt auf 19 ± 3 mmHg (p < 0,001) ab. Unter NP-Infusion sinkt der LVEDP auf 13 ± 2 mmHg (p < 0,01) ab, der HI nimmt nur auf 2,5 ± 0,4 l/min/m^2 (p < 0,05) zu.

Als Determinante der Nachlast des linken Ventrikels wurde der arterielle, periphere Gesamtwiderstand berechnet. Schon während der alleinigen Infusion von Db nimmt der arterielle Widerstand von 1790 ± 390 auf 1530 ± 260 dyn · s · cm^{-5} (p < 0,001) ab. Ursache dieser Widerstandsabnahme dürften die Abnahme adrenerger Impulse infolge Zunahme des Herzzeitvolumens und eine direkte dobutaminbedingte milde β_2-Rezeptoren-Stimulation sein. Während der gleichzeitigen Infusion von Db und NP nimmt der arterielle Gesamtwiderstand ausgeprägter auf 1330 ± 200 dyn · s · cm^{-5} (p < 0,001) ab, was auf die NP-bedingte direkte periphere Vasodilatation am arteriellen und venösen Gefäßsystem zurückzuführen ist. Unter NP-Infusion allein ist die Abnahme des arteriellen Widerstands nicht so ausgeprägt wie unter der kombinierten

Infusion. Der arterielle Gesamtwiderstand nimmt auf 1420 ± 170 dyn · s · cm^{-5} (p < 0,001) ab.

In einer zweiten Untersuchungsserie verglichen wir die Wirkung von Nitroglyzerin kombiniert mit Dopamin mit der Wirkung dieser Substanzen bei alleiniger Infusion. Bei 9 Patienten mit Herzinsuffizienz III/IV (NYHA) auf dem Boden einer koronaren Herzkrankheit wurden 20–59 µg/min Nitroglyzerin i.v. bzw. 200 µg/min Dopamin (Dp) infundiert. Bei der kombinierten Infusion beider Substanzen wurden die Dosierungen unverändert beibehalten.

Wie Abb. 4 zeigt, ist die Zunahme des Schlagvolumens unter der gleichzeitigen Infusion von Nitroglyzerin (NTG) und Dp größer als unter der Infusion der Einzelsubstanzen. Unter der Kombinationsbehandlung steigt der Schlagvolumenindex von 24 ± 6 auf 30 ± 8 ml/m² (p < 0,001). Während Dp-Infusion allein steigt der Schlagvolumenindex auf 27,5 ± 8 ml/m² (p < 0,01), und während der Infusion von NTG bleibt der Schlagvolumenindex unverändert.

Der arterielle Gesamtwiderstand sinkt während der kombinierten Infusion von Nitroglyzerin (NTG) und Dp von 1550 ± 410 auf 1220 ± 360 dyn · s · cm^{-5} (p < 0,001) ab. Unter Dp- oder NTG-Infusion allein tritt in der verabreichten Dosierung keine Änderung des arteriellen Gesamtwiderstands auf.

Der linksventrikuläre Füllungsdruck wurde indirekt als diastolischer Pulmonalarteriendruck (PADP) bestimmt. Der PADP nahm unter NTG-Infusion allein von 27 ± 7 auf 18 ± 4 mmHg (p < 0,001) ab. Unser therapeutisches Ziel war, den PADP nicht bis in den Normalbereich zu senken, da erfahrungsgemäß eine Reduktion des LVEDP und damit des enddiastolischen, linksventrikulären Volumens bis in den Normalbereich mit einer Abnahme des Herzzeitvolumens verbunden ist. Unter Dp allein änderte sich der PADP im Mittel nicht. Die kombinierte Infusion von NTG und Dp führte zu einer Reduktion des PADP von 27 ± 7 auf 21 ± 4 mmHg (p < 0,001).

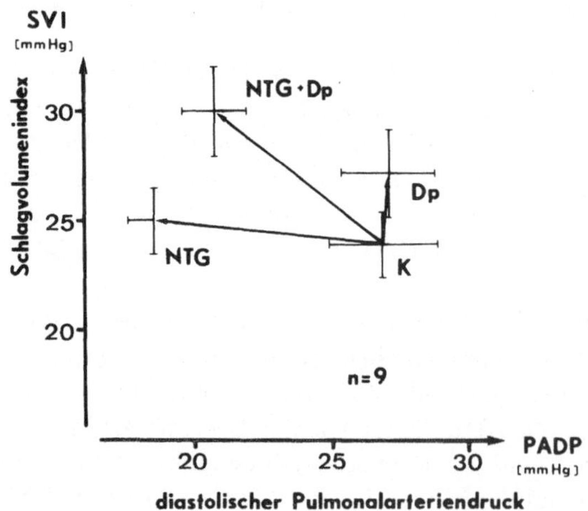

Abb. 4. Änderung des Schlagvolumenindex (*SVI*) und des diastolischen Pulmonalarteriendrucks (*PADP*) während der kombinierten Infusion von Nitroglyzerin und Dopamin. Während der kombinierten Infusion ist die Zunahme des SVI und die Abnahme des PADP größer als unter Dopamin allein

Diskussion

Vergleicht man die hämodynamische Wirkung einer kombinierten Infusion von NTG und Dp mit der Wirkung einer kombinierten Infusion von Db und NP, so ist festzustellen, daß beide Kombinationen bei Patienten mit pulmonaler Stauung, arterieller Hypotonie und peripherer Minderperfusion zu einer größeren Zunahme von Schlagvolumen und Herzindex sowie zu einer ausgeprägteren Abnahme des linksventrikulären Füllungsdrucks führen als Dobutamin oder Dopamin allein (Abb. 5). Im Unterschied zu Dobutamin sinkt der LVEDP während der Infusion von Dopamin nicht. Bei Dobutamin überwiegt peripher eine milde β_2-Stimulation, während bei Dopamin peripher eine α-Rezeptoren-Stimulation überwiegt.

Vergleicht man den Effekt der kombinierten Applikation von Katecholaminen und Vasodilatantien, so wird deutlich, daß das Schlagvolumen während der kombinierten Infusion stärker ansteigt als unter der Infusion der Einzelsubstanzen. Der linksventrikuläre Füllungsdruck nimmt während der Kombinationstherapie deutlicher ab als unter Dobutamin oder Dopamin allein. Besonders bei Verwendung von Dopamin ist dies von besonderer Bedeutung, da Dopamin, allein appliziert, das enddiastolische Volumen nicht vermindert [5].

Die Verschiebung der Ventrikelfunktionskurve nach links und oben entspricht einer Annäherung an die Ventrikelfunktionskurve des Herzgesunden und damit einer verbesserten Myokardfunktion. Vasodilatans und Katecholamin ergänzen sich betreffs des therapeutischen Zieles, nämlich einer Steigerung der Organperfusion und einer Besserung der pulmonalen Stauung [1–6].

Nachlast und Vorlast einerseits und inotrope Stimulation andererseits können bei einer kombinierten Therapie weitgehend unabhängig voneinander beeinflußt werden. Die individuelle Dosierung von Dobutamin bzw. Dopamin einerseits und Nitroglyze-

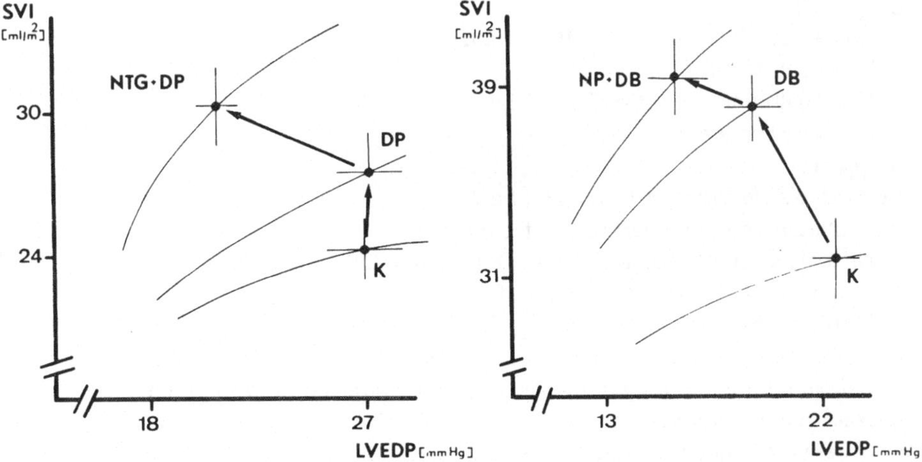

Abb. 5. Dobutamin, kombiniert mit Nitroprussid-Natrium, im Vergleich zu Dopamin, kombiniert mit Nitroglyzerin. Im Gegensatz zu Dobutamin führt Dopamin zu keiner Abnahme des LVEDP. Beide Kombinationen ergänzen sich in ihrer Wirkung auf Schlagvolumenindex und linksventrikulären Füllungsdruck

rin bzw. Nitroprussid-Natrium andererseits erlaubt eine optimale Anpassung an die hämodynamischen Erfordernisse des einzelnen Patienten mit akutem Myokardversagen oder schwerer Herzinsuffizienz.

Berücksichtigt man, daß Dobutamin infolge seiner peripher überwiegenden β_2-Rezeptoren-Stimulation bei Patienten mit erhöhtem LVEDP und erhöhtem enddiastolischem Volumen zu einer Reduktion des enddiastolischen Volumen und damit auch zu einer Abnahme der myokardialen Wandspannung führt, wird verständlich, daß Dobutamin bei Patienten mit ischämisch bedingtem Myokardversagen zu bevorzugen ist. Jede Abnahme der myokardialen Wandspannung geht mit einer Abnahme des myokardialen Sauerstoffverbrauches einher.

Bei der Kombinationstherapie mit Vasodilatantien sind jedoch Dobutamin und Dopamin auch bei Patienten mit koronarer Herzkrankheit frei austauschbar, da Vorlast (EDV, LVEDP) und Nachlast (SVR) mit dem Vasodilatans variiert werden können.

Tabelle 1. Therapie der Herzinsuffizienz

Gruppe I
Herzindex 3 l/min/m², LVEDP 14 mmHg
Überwachung
Gruppe II
Herzindex 2,5 l/min/m², LVEDP 14 mmHg
Vasodilatantien
    Nitroglyzerin 20−50 µg/min i.v.
    Nitroprussid-Natrium 20−180 µg/min i.v.
Diuretika
    Lasix 10−20 mg i.v.
Gruppe III
Herzindex 2,5 l/min/m², LVEDP 14 mmHg
Volumensubstitution
    Humanalbumin 5%, 100−250 ml i.v.
    Plasmaexpander
Gruppe IV
Herzindex 2 l/min/m², LVEDP 20 mmHg
Vasodilatantien kombiniert mit Katecholaminen
    Nitroglyzerin 20−50 µg/min und Dobutamin 350−700 µg/min
    − evtl. zusätzlich Dopamin 150−200 µg/min
    Nitroprussid-Natrium 20−180 µg/min und Dobutamin 350−700 µg/min
    − evtl. zusätzlich Dopamin 150−200 µg/min
    Bei persistierender Hypotonie zusätzlich Noradrenalin 5−15 µg/min
Intraaortale Ballonpulsation
    bei akuter Papillarmuskeldysfunktion
    bei akutem Ventrikelseptumdefekt
    bei akutem Myokardinfarkt
    bei instabiler Angina pectoris

Zusammenfassung

Aus der Einteilung nach hämodynamischen Schweregraden in 4 Gruppen lassen sich folgende differentialtherapeutische Empfehlungen herleiten (Tabelle 1):

1. Patienten der Gruppe I werden überwacht. Katecholamine oder Vasodilatantien sind aus hämodynamischen Gründen nicht indiziert.
2. Patienten, die der Gruppe II zuzuordnen sind, erhalten Vasodilatantien. Zur Beseitigung der pulmonalen Stauung hat sich uns das leichter als Nitroprussid-Natrium zu handhabende Nitroglyzerin in einer Dosierung von 20–50 μg/min (1–3 mg/h) bewährt. Der Einsatz von Vasodilatantien zusätzlich zu einer vorsichtigen Therapie mit Diuretika vermeidet Hypovolämien, die aus einem zu großzügigen Einsatz von Diuretika resultieren. Bei Verwendung von Vasodilatantien darf der arterielle Blutdruck nicht unter 100 mmHg gesenkt werden, da sonst die Koronarperfusion gefährdet ist. Der LVEDP sollte nicht unter 16–18 mmHg absinken, da sonst eine Abnahme des Herzzeitvolumens resultiert.
3. Patienten der Gruppe III bedürfen als erster therapeutischer Maßnahme der Volumensubstitution mit Humanalbumin oder Plasmaexpandern.
4. Bei der Patientengruppe IV, die durch pulmonale Kongestion, arterielle Hypotonie und Organminderperfusion gekennzeichnet ist, empfiehlt sich eine Kombinationstherapie mit Katecholaminen und Vasodilatantien. Bei diesen Patienten ist eine Therapieüberwachung mit Pulmonaliskatheter angezeigt. Ein ausreichendes Herzzeitvolumen und eine Besserung der pulmonalen Stauung ist in den meisten Fällen mit 20–50 μg/min Nitroglyzerin und 350–700 μg/min Dobutamin zu erreichen. Gegebenenfalls kann zusätzlich Dopamin (150–200 μg/min) in niedriger Dosierung zur Steigerung der Diurese appliziert werden.

Wenn diese Maßnahmen nicht erfolgreich sind, ist bei Patienten mit akutem Myokardinfarkt, akuten Regurgitationsvitien (Papillarmuskelabriß, Ventrikelseptumdefekt) oder instabiler Angina pectoris die Indikation zur Anwendung der intraaortalen Ballonpulsation und gegebenenfalls zur Operation zu erwägen.

Literatur

1. Forrester JS, Waters DD (1978) Hospital treatment of congestive heart failure. Am J Med 65:173
2. Cyran J, Hellwig H, Bolte H-D, Karabensch FJ, Krüger R, Lüderitz B (1978) Einfluß von Nitroglyzerin auf die myokardiale Pumpfunktion bei Linksherzinsuffizienz. Herz/Kreislauf 10:116
3. Cyran J, Bolte H-D (1979) Kombinierte Infusion von Nitroprussid-Natrium und Dobutamin zur Behandlung der hochgradigen Linksherzinsuffizienz bei koronarer Herzkrankheit. Klin Wochenschr 57:883
4. Cyran J, Kühnl Ch, Zähringer J, Bolte H-D, Lüderitz B (1978) Die Änderung der Hämodynamik des Herzens unter dem kombinierten Einfluß von Nitroglyzerin und Dopamin bei hochgradiger Linksherzinsuffizienz. Z Kardiol 67:759
5. Goldberg LJ, Hsich YY, Resnikov L (1977) Newer catecholamines for treatment of heart failure and shock: An uptake on dopamine and an first look at dobutamine. Prog Cardiovasc Dis 19:327
6. Cohn JN, Franciosa JA (1978) Selection of vasodilator, inotropic or combined therapy for the management of heart failure. Am J Med 65:181

Schockbehandlung bei Sepsis und Intoxikationen unter besonderer Berücksichtigung von Katecholaminen und Vasodilatantien

O. Bartels

Die Klinik des gramnegativen Schocks beim Menschen ähnelt dem Schock, der durch Endotoxine bei Tieren provoziert werden kann. Allerdings sind bei Patienten mit gramnegativer Sepsis und Schock nicht immer zirkulierende Endotoxine nachweisbar. Patienten mit grampositivem Schock können das klinische Bild wie bei gramnegativem Schock zeigen [12].

Häufig sind in der *Frühphase* des septischen Schocks das Herzminutenvolumen erhöht und der periphere Widerstand vermindert infolge eröffneter AV-Shunts und freigesetzter vasoaktiver Polypeptide [18].

Die *Frühsymptome* des septischen Schocks werden vielfach verkannt (Tabelle 1). Verdächtig sind immer: Tachypnoe, Tachykardie und respiratorische Alkalose bei Patienten mit Fieber, auch im subfebrilen Bereich. Hier ist u.a. die Differentialdiagnose der akuten Lungenembolie zu erwägen (Tabelle 2). Der zentralvenöse Druck (ZVD) ist bei Lungenembolie in den meisten Fällen erhöht.

Wird die Situation verkannt und hält das septische Schocksyndrom an, sinkt das Herzzeitvolumen ab infolge Verminderung des zirkulierenden Blutvolumens (relativer

Tabelle 1. Septischer Schock — Frühsymptome

Unruhe — Somnolenz
Tachypnoe — Tachykardie
Warmes Schwitzen — warme Peripherie
RR systolisch um 100 mmHg
ZVD normal
Respiratorische Alkalose

Tabelle 2. Septischer Schock — Differentialdiagnose

Lungenembolie
Pankreatitis
Leberversagen
Fruchtwasserembolie
Eklampsie

Volumenmangel), einmal aufgrund der Vasomotion (präkapilläre Vasodilatation, post-kapilläre Vasokonstriktion!), zum andern infolge Sequestrierung von Plasma (erhöhter hydrostatischer Druck in der Peripherie, erhöhte Kapillarpermeabilität infolge Hypoxie und Azidose).

Zusätzlich wird die Abnahme des Herzzeitvolumens verstärkt durch eine direkte toxische Myokardschädigung meist mit dem Bild der zunehmenden Rechtsherzinsuffizienz als Folge einer pulmonalen Hypertonie.

Arterielle Hypotension, periphere Vasomotion und pulmonale AV-Kurzschlüsse sind bei ausgeprägter metabolischer Azidose häufig begleitet vom sog. DIC-Syndrom (disseminierte intravasale Koagulation).

Meist erst in dieser *Spätphase* wird der septische Schock aufgrund der typischen Spätsymptome (Tabelle 3) erkannt.

Leider ist dann die *Prognose* des septischen Schocks aufgrund der jetzt einsetzenden Komplikationen sehr ernst, die Letalität beträgt 50% und mehr [nach 20]. Hautblutungen im Zusammenhang mit Gerinnungsstörungen (Meningokokken, Pneumokokken, Pseudomonas, Proteus u.a.) sind stets ein Hinweis auf höchste Gefährdung (Tabelle 4): Die Mikrozirkulationsstörung infolge der disseminierten intravasalen Koagulation bedroht das Leben des Patienten nicht nur durch Lungeninsuffizienz, Leber- und Niereninsuffizienz, sondern auch durch akutes Rechtsherzversagen und gastrointestinale Blutungen, vor allem aus multiplen Magenerosionen.

Gefährdet sind Kinder und ältere Menschen jenseits des 60. Lebensjahres, besonders auch Frauen während der Schwangerschaft, außerdem Patienten unter Behandlung mit Kortikosteroiden, Immunsuppressiva oder Zytostatika. Patienten mit Leber-

Tabelle 3. Septischer Schock — Spätsymptome

Akrozyanose — kalte blasse Haut
Tachykardie über 110/min
RR systolisch unter 90 mmHg
ZVD erniedrigt
Sklerenikterus
Gerinnungsstörung
Metabolische Azidose

Tabelle 4. Septischer Schock — Gefahren (Hautzeichen!)

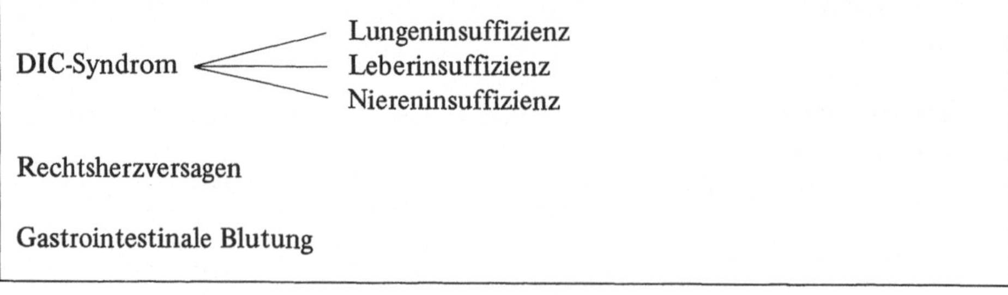

und Nierenerkrankungen, mit Diabetes mellitus und Bluterkrankungen neigen besonders zum septischen Schock [16]. Erste Symptome sind vielfach Verwirrtheit, Übelkeit und Durchfall, laborchemisch fallen auf: zunehmende Leukozytose, Anstieg der Transaminasen und der Amylase sowie Abfall der Thrombozyten, elektrokardiographisch vielfach eine Störung der Erregungsrückbildung [21].

In schweren Fällen kann eine situationsgerechte *Behandlung* nur unter fortlaufender *Überwachung* bestimmter hämodynamischer Parameter und einiger Stoffwechsel- und Gerinnungswerte erfolgen (Tabelle 5). An dieser Stelle sei auf die besondere Bedeutung des Laktats hingewiesen. Steigt die Laktatkonzentration im Blut an und fällt die gemischtvenöse Sauerstoffsättigung trotz verbesserter hämodynamischer Parameter (arterieller Blutdruck, Pulmonalarteriendruck, Herzindex) ab, dann liegt weiterhin eine behandlungsbedürftige Mikrozirkulationsstörung vor, in der Regel mit vermehrtem Bedarf an Vasodilatantien.

In Tabelle 6 ist die *Therapie* des septischen Schocks zusammengefaßt. Im Gegensatz zum anaphylaktischen, kardiogenen oder neurogenen Schock steht hier die Gabe von Katecholaminen und Vasodilatantien nicht im Vordergrund der Therapie. Wichtiger sind zunächst eine ausreichende Volumenzufuhr, Heparinisierung und Applikation von Methylprednisolon.

Tabelle 5. Septischer Schock – Therapie unter fortlaufender Überwachung

Arterieller Blutdruck (invasiv/oscillometrisch)
Zentraler Venendruck (ZVD)
Pulmonalarteriendruck (PAP)
Herzminutenvolumen (CO)
Herzindex (CI)
Gemischtvenöse Sauerstoffsättigung (% SVO$_2$)
Blutgase, pH
Laktat, BE
Thrombozyten
Gerinnungswerte

Tabelle 6. Septischer Schock – Therapie

Volumen-Substitution (Humanalbumin) (ZVD-, CO-Kontrolle!)
Heparin 10–15 E/kg/h
Methylprednisolon 2–3 g mehrfach
Bikarbonat, Elektrolyte, Kalorien
Antibiotika, Immunglobuline (IgG, IgM)
O$_2$, Beatmung (IPPV, CPPV)
Digoxin, β_1-adrenerge Substanzen
Vasoaktive Substanzen

Die *Volumenzufuhr* sollte sich nach der Höhe des zentralvenösen — und in schweren Fällen zusätzlich — nach der Höhe des pulmonal-arteriellen Drucks richten. Bei erniedrigtem ZVD sollten etwa 300 ml Flüssigkeit innerhalb von 15—20 min infundiert werden. Ändert sich der zentralvenöse Druck nicht, können weitere 200 ml Flüssigkeit jeweils über 15 min solange infundiert werden, bis der zentralvenöse Druck Werte um 10—12 cm Wassersäule erreicht hat. Wir bevorzugen HÄS-, Gelatine- oder Albuminlösungen und Kohlenhydrat-Elektrolyt-Lösungen im Nebenschluß.

Zurückhaltung mit rascher Volumenzufuhr ist dann angezeigt, wenn trotz arterieller Hypotension der zentralvenöse Druck über 12 cm Wassersäule erhöht ist. Ursache ist dann in der Regel eine Rechtsherzinsuffizienz infolge pulmonaler Hypertonie auf dem Boden intrapulmonaler disseminierter intravasaler Koagulation. In der Regel sind in dieser Phase des septischen Schocks Intubation und *Respiratorbeatmung* erforderlich. *Heparin* wird in einer Dosierung von maximal 10—15 E/kg/h intravenös nach vorausgegangener Bolusgabe appliziert.

Methylprednisolon 2—3 g/24 h als Bolusgabe beim Endotoxinschock wird heute allgemein empfohlen. Sowohl im Tierexperiment als auch beim Menschen konnte die Überlebensrate gesteigert werden [22]. Die hohe Kortisongabe führt zu einer Senkung des peripheren Widerstands und zu einer Zunahme des Herzminutenvolumens, außerdem zu einer Verbesserung der Nierenfunktion. Zusätzlich scheint von Bedeutung zu sein die Stabilisierung der Zellmembranen im Sinne der Kapillarabdichtung und die Blockierung der durch Endotoxine induzierten Immunreaktion im Sinne einer Drosselung der Freisetzung von Anaphylatoxin [6, 13].

Wenn sich trotz der bisher aufgeführten Maßnahmen das klinische Bild des septischen Schocks nicht bessert, dann ist die Prognose sehr ernst. Der Einsatz weiterer Medikamente, etwa von vasoaktiven Substanzen, stellt dann fast schon eine Ultima ratio dar [10].

In Tabelle 7 sind die *vasoaktiven Pharmaka* gegenübergestellt, die in der Regel beim septischen Schock zum Einsatz kommen. Es haben sich uns bewährt die *Katecholamine* Dopamin, Etilefrin, Orciprenalin und das Kombinationspräparat Akrinor [4, 5a, 6a, 9a, 13a, 17a], neuerdings auch die Kombination von Dopamin und Dobutamin. Es ist schwer, den Nutzen dieser Substanzen bezüglich des Krankheitsverlau-

Tabelle 7. Septischer Schock — Vasoaktive Substanzen

Dopamin
Dobutamin
Etilefrin
Orciprenalin

Dehydrobenzperidol
Hydergin

Kombinationen!

fes der Patienten im septischen Schock im Vergleich zu bewerten. Bei jedem Patienten ist die Situation individuell, eine randomisierte Studie ist nicht ohne weiteres vertretbar, in schweren Fällen ist eine Polypragmasie erforderlich. Die besondere Bedeutung von Dopamin und Dobutamin liegt darin, daß diese Substanzen den peripheren Widerstand in niedriger Dosis nur unwesentlich beeinflussen, aber Nierendurchblutung und Nierenfunktion verbessern können. Es ist von größter praktischer Bedeutung, sich zu vergegenwärtigen, daß es nicht so sehr darauf ankommt, den arteriellen Blutdruck anzuheben, als vielmehr darauf, die Organperfusion zu steigern, was auch bei weiterhin niedrigem Blutdruck durchaus möglich ist [6].

Wir richten uns in der Regel weniger nach dem arteriellen Mitteldruck als vielmehr nach dem Harnzeitvolumen und nach dem Verhalten des Laktatspiegels im Blut. Steigt der Laktatspiegel nicht weiter an bzw. fällt er kontinuierlich ab, beträgt die stündliche Harnausscheidung wenigstens 30–50 ml und zeigt die arterielle Blutgasanalyse keinen weiteren negativen Trend, dann kann die Therapiesituation als stabilisiert angesehen werden, auch bei systolischen Druckwerten zwischen 90–100 mmHg. Vaspressoren vom Typ des Noradrenalins sollten möglichst gemieden werden, da durch deren Anwendung die Mortalität eher erhöht wird infolge einer Verschlechterung der Gewebsperfusion [9, 13]. Ausnahme: Schock bei peripherer Vasodilatation.

Beim fortgeschrittenen septischen Schock können *Vasodilatantien* effektiv sein, um besonders der schockbedingten Störung der Vasomotion im postkapillären Bereich entgegenzuwirken. Uns hat sich das Hydergin bewährt mit seiner mäßigen α-adrenergen Stimulation und stärkeren α-adrenergen Blockade [10a, 10b, 10c]. Gerade in der *Kombination* mit den mäßigen Vasokonstriktoren Akrinor und Effortil zeigt das Hydergin in einer Dosierung zwischen 0,3–0,9 mg/h häufig einen deutlichen Abfall des Blutlaktates, eine Steigerung der Harnausscheidung und eine Zunahme des Herzminutenvolumens bei gleichbleibendem arteriellen Mitteldruck (eigene Erfahrung). Einen ähnlich günstigen Effekt hat die Kombination von Dopamin und Dobutamin mit noch besserer Beeinflussung der Nierenfunktion, wenn auch hier unsere eigenen Erfahrungen beim septischen Schock zahlenmäßig noch gering sind. Stets hat sich auch uns die Kombination von Dopamin und Dobutamin als effektiver erwiesen als die Zufuhr von Dopamin allein [8].

In Tabelle 8 sind die Dosierungen von Katecholaminen und von Hydergin zusammengestellt, die bei 12 eigenen Patienten mit septischem Schock zu einer Verbesserung des arteriellen Blutdrucks, des Harnzeitvolumens, des zentralvenösen Drucks, des Herzindex, des arteriellen Sauerstoffdrucks und der gemischtvenösen Sauerstoffsättigung um mehr als 20% von der Ausgangssituation führten. Der Vorteil der Kombination von Dobutamin und Dopamin liegt darin, daß einmal Dopamin in der niedrigen Dosierung noch renal wirksam ist (ausreichende Stimulation der dopaminergen renalen Gefäßrezeptoren) ohne Einfluß auf den peripheren Widerstand, daß zum anderen die niedrige Dosierung von Dobutamin eine dopaminbedingte Vasokonstriktion verhindert.

In Abb. 1 ist das Verhalten von Kreislaufparametern bei 6 Patienten im septischen Schock dargestellt in Abhängigkeit von einer Dobutamininfusion bzw. von einem Dobutamin-Dopamin-Gemisch unterschiedlicher Dosierung (entnommen aus Gauthier-Lafaye [8]). Das Dobutamin-Dopamin-Gemisch in der Dosierung III, die derjenigen in unserem Krankengut als günstig gefundenen Dosierung entspricht, zeigte einen günstigeren Effekt auf das Verhalten des pulmonal-arteriellen und pulmonal-

Tabelle 8. Septischer Schock – Bewährte Dosierungen von Katecholaminen bei Patienten mit septischem Schock mit Verbesserung von AP, Harnzeitvolumen, ZVD, CI, PaO_2 und % SVO_2 ($> 20 \Delta$ %) (n = 12)

Akrinor	1,5–3 ml/h	
+		
Effortil	5–15 mg/h	Perfusor
+		
Hydergin	0,3–0,9 mg/h	
Dopamin	3,5–5 μg/kg/min	
Dobutamin	4 μg/kg/min	
+	Perfusor	Perfusor
Dopamin	3,5 μg/kg/min	

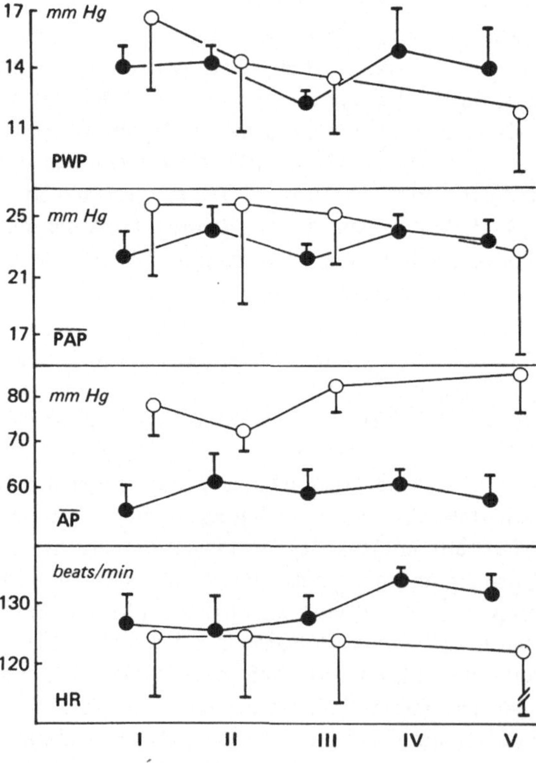

Abb. 1. Die *schwarzen Kreise* stellen Patienten unter der Behandlung mit Dobutamin-Dopamin-Kombination dar, die *weißen Kreise* unter der Behandlung nur mit Dobutamin. Es wurden in allen Kombinationen stets Dopamin in gleicher Dosierung 3 μg/kg/min eingesetzt, dagegen Dobutamin allein oder in der Mischung in steigender Dosierung 5 μg/kg/min (III), 7,5 μg/kg/min (IV) und 10 μg/kg/min (V). *HR* Herzfrequenz, *AP* Arterieller Blutdruck, *PAP* Pulmonalarteriendruck, *PWP* Pulmonalkapillardruck. (Entnommen aus Gauthier-Lafaye [8])

kapillären Drucks als die alleinige Dobutaminzufuhr. Eine höhere Dobutaminzufuhr (10 μg/kg/min) führte dagegen zu einem Abfall des Herzindex, wie Abb. 2 demonstriert.

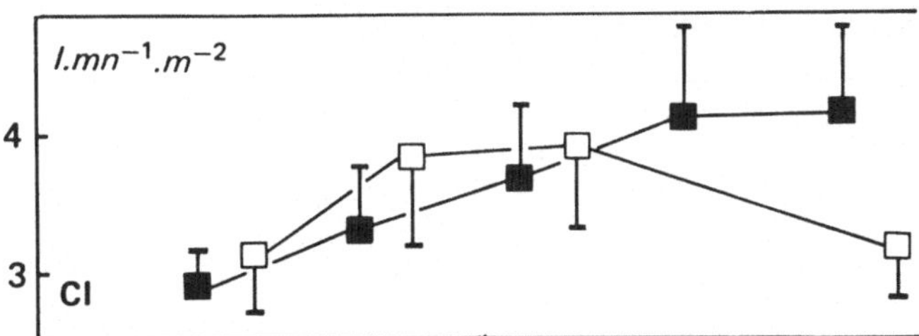

Abb. 2. Verhalten des Herzindex (*CI*) bei 6 Patienten im septischen Schock unter der Behandlung mit Dobutamin bzw. Dopamin-Dobutamin-Gemisch entsprechend den in Abb. 1 angegebenen Dosierungen. (Nach Gauthier-Lafaye [8])

Phentolamin bzw. Phenoxybenzamin haben wir wegen des erhöhten frequenzsteigernden Effektes bei der Behandlung des septischen Schocks gemieden. Es ist zu beachten, daß hierbei große Volumenmengen zugeführt werden müssen, die nicht immer von einem toxisch vorgeschädigtem Herzen toleriert werden [17]. Bei der Gabe von Dehydrobenzperidol, welches auf der Basis einer α-Blockade direkt gefäßerweiternd wirkt, ist auf einen überschießenden Effekt zu achten, da dieser durch α-adrenerge Substanzen nicht sofort antagonisiert werden kann [23 cit. nach 7].

Schock bei Intoxikationen

Die Zahl der jährlichen Vergiftungsfälle wird in der Bundesrepublik Deutschland mit etwa 200 000 Erwachsenen und 30 000 Kindern angenommen. Die Zahl der klinisch behandelten Vergiftungsfälle pro Jahr wird auf 80 000 geschätzt [15]. 1974 wurden in der Bundesrepublik 6000 Todesfälle durch Vergiftungen registriert, wobei in den großen Krankenhäusern die Zahl schwerer Vergiftungen etwa der Zahl der eingelieferten Myokardinfarktpatienten entsprach [15]. Die Gesamtletalität aller Intoxikationen, die in Klinikbehandlung kommen, liegt bei 1%. Die meisten Todesopfer fordern Vergiftungen mit Hypnotika und Psychopharmaka, mit Kohlenmonoxyd, mit phosphororganischen Insektiziden und mit Säuren und Laugen. Hier steigt die Letalität auf 12% und mehr an trotz aller Intensivbehandlungsmaßnahmen.

Die unmittelbare Todesursache ist weniger ein nicht beherrschbarer Schockzustand (das ist eher die Ausnahme), sondern Todesursachen sind direkte irreversible Organschäden durch den Giftstoff selbst (z.B. Leberversagen bei Knollenblätterpilzvergiftung oder progressive Lungenfibrose bei Paraquat-Vergiftung) oder als Folge eines länger anhaltenden Schockzustandes (respiratorische Insuffizienz infolge Schock-Lungen-Syndrom).

Bei schweren Vergiftungen kommt es pathophysiologisch zu einer Kombination von Volumenmangel- und neurogenem Schock infolge toxischer Kapillarendothelschädigung und Lähmung des Vasomotorenzentrums, vielfach verstärkt durch eine kardiodepressorische Wirkung der Giftstoffe.

Tabelle 9 zeigt Beispiele von toxischen Substanzen, welche zu einer Störung der Herzfunktion führen.

Andere Giftstoffe erschweren die Situation dadurch, daß sie teils durch Eigenwirkung der Substanz (z.B. Methanol oder Säuren), teils durch Ausbildung einer Lak-

Tabelle 9. Intoxikation mit kardialer Dysfunktion

Antidepressiva
Antihistaminika
Alkylphosphate
Kohlenwasserstoffe
Opiate
Phenothiazine

Tabelle 10. Verätzung – Gefahren

Schock
Glottisödem
Aspiration
Perforation
Sepsis
Blutung

tatübersäuerung (z.B. Äthylalkohol, Salizylate, Zyanide oder Kohlenmonoxyd) und teils infolge unbekannter Wirkungsmechanismen eine ausgeprägte metabolische Azidose bewirken [5].

Neben der Volumenzufuhr (vor allem in Form von Humanalbumin) ist bei Vergiftungen mit Lähmung des Vasomotorenzentrums die Zufuhr von Katecholaminen angezeigt. Wir bevorzugen hier Novadral, Effortil, Akrinor und Dopamin, während wir mit Dobutamin bei Vergiftungen bisher keine Erfahrungen gesammelt haben. Es sei hier auf die Mitteilung des Berliner Reanimationszentrums hingewiesen, daß aufgrund der dopaminergen Rezeptoren an den Nierengefäßen Dopamin besonders geeignet ist, eine schlechte Nierenfunktion zu verbessern und damit erst eine forcierte Diurese zu ermöglichen. Dagegen konnte eine Steigerung der renalen Entgiftung bei intakter Nierenfunktion unter Dopamin nicht nachgewiesen werden [2].

Größte Zurückhaltung mit dem Einsatz von Katecholaminen ist erforderlich bei Vergiftungen mit Halogenkohlenwasserstoffen, etwa Tetrachlorkohlenstoff oder Trichloräthylen, da diese Stoffe den Herzmuskel gegenüber Katecholaminen sensibilisieren und akut Kammerflimmern auslösen können. Umgekehrt können Katecholamine bei Vergiftungen mit Neuroplegika (z.B. Phenothiazine) zu einer Wirkungsumkehr mit Blutdruckabfall führen.

In Tabelle 10 sind die Gefahren zusammengestellt, die bei schweren Verätzungen mit Säuren und Laugen drohen. Bei der Schockbehandlung steht im Vordergrund die Gabe von Albuminlösungen und Heparin, letzteres zur Vorbeugung gegen die vielfach einsetzende Hämolyse mit entsprechenden Komplikationen [3].

Kortikosteroide sollten nur bei leichteren Verätzungen, dagegen nicht bei schweren Verätzungen wegen der erhöhten Perforations- und Infektionsgefahr eingesetzt

Tabelle 11. Verätzung – Therapie

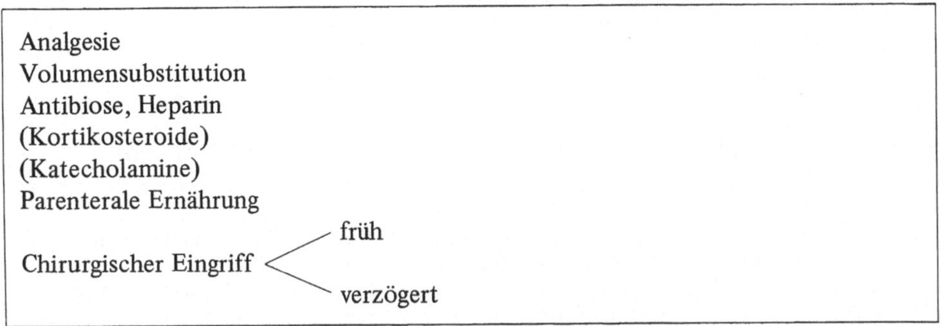

werden. Als Sofortmaßnahme ist allerdings bei jeder Verätzung die einmalige Bolusgabe von 1 g Urbason Solubile forte zur Bekämpfung eines bedrohlichen Glottisödems angezeigt [19].

Bemerkenswert ist, daß nach Beherrschung der akuten Phase ein beschwerdefreies Intervall mit relativem Wohlbefinden auftreten kann bis zu einer Dauer von 3 Wochen. Die Verdauungsfunktion scheint wiederhergestellt zu sein, normaler Stuhl wird abgesetzt. Dennoch kann eine erneute Krise infolge Spätkomplikationen wie Magenblutung oder Organperforation infolge zu frühzeitiger Volumenbelastung des Magens auftreten, dessen Wand papierdünn sein kann. Daher steht während der ersten 2–3 Wochen nach schweren Verätzungen die parenterale Ernährung im Vordergrund [14]. Vor Übergang auf eine orale Nahrungszufuhr sollte eine endoskopische Kontrolle der Schleimhautverhältnisse von Speiseröhre und Magen erfolgen [1].

In Tabelle 11 sind die üblichen Therapiemaßnahmen bei Verätzung zusammengestellt, Kortikosteroide und Katecholamine sind bei schweren Verätzungen in der Regel nicht angezeigt. Bei schwersten Verätzungen kann eine sofortige Gastrektomie erforderlich sein [14], ein typisch verzögerter chirurgischer Eingriff nach Verätzung ist die Darminterposition bei hochgradiger Ösophagusstenose.

Literatur

1. Bär U, Coburg AJ (1978) Komplikationen der schweren Säureverätzung im oberen Gastrointestinaltrakt. Leber Magen Darm 3:130
2. Barckow, Kreutz G, Schirop Th, Vohland H (1977) Dopamin bei der Behandlung von Schlafmittelintoxikationen. In: Hossli G, Gattiker R, Haldemann G (Hrsg) Dopamin. Thieme, Stuttgart
3. Bartels O (1975) Akute Vergiftungen. Deutscher Ärzteverlag, Lövenich
4. Bartels O, Junge O, Topf G (1978) Medikamentöse Schock-Therapie. Fortschr Med 12:653
5. Bierbach H, Schuster HP (1980) Metabolische Azidose bei akuten exogenen Intoxikationen. Notfallmedizin 6:54
5a. Böhmert F (1969) Klinische Erfahrungen und experimentelle Untersuchungen im nichthämorrhagischen Schock. Med Welt 20:649
6. Cristy JH (1971) Treatment of gramnegative shock. Am J Med 50:77
6a. Coleman AJ, Leary WP, Asmal AC (1975) The cardiovascular effects of Etilefrine. Eur J Clin Pharmacol 8:41

7. Dick W (1979) Die Rolle von Notfallmedikamenten bei verschiedenen Schockzuständen. Notfallmedizin 5:122

8. Gauthier-Lafaye PJ (1978) Comparison of the haemodynamic effects of dobutamine alone or in combination with dopamine in septic shock. In: Glynne A, Lucas RA (ed) Proceedings of the European Dobutamine Symposium. Lilly, London

9. Gilbert RP, Hohf R (1964) Haemodynamic basis of norepinephrine shock. Proc Soc Exp Biol Med 116:43

9a. Haan D, Augustin HJ (1971) Therapie des kardiogenen Schocks. Med Welt 22:1202

10. Hanson GC (1978) Shock and infection. In: Hanson GC, Wright PL (eds) The medical management of the critically ill. Academic Press, London

10a. Kirchner E (1961) Zur Therapie der beginnenden und fixierten Zentralisation des Kreislaufs mit Hydergin. Bruns Beitr Klin Chir 203:462

10b. Kirchner E (1967) Schock und zentraler Venendruck. Munch Med Wochenschr 109:1846

10c. Lasch HG, Riecker G (1969) Intensivtherapie beim Schock. Internist 10:234

11. Ledingham IM (1975) Septic shock. Br J Surg 62:777

12. Levin J, Poore TE, Neil P, Zauber BA, Oser RS (1970) Detection of endotoxin in the blood of patients with sepsis due to gram-negative bacteria. New Engl J Med 283:1313

13. Lillehei RC, Longerbeam JK, Block J, Marax WG (1964) Nature of irreversible shock: experimental and clinical observations. Ann Surg 160:682

13a. Limbourg P, Just H, Lang KF (1974) Positiv inotrope Wirkung von Etilefrinhydrochlorid (Effortil). Z Kardiol 63:530

14. Scher LA, Maull K (1978) J Am Coll Emerg Physicians 5:206

15. Schuster HP, Okonek S (1978) Akute Vergiftungen (Editorial). Notfallmedizin 4:138

16. Shubin H, Weil NH, Carlson RW (1977) Bacterial shock. Am Heart J 1:112

17. Siegel JH, Fabian M (1962) Therapeutic advantages of an inotropic vasodilatator in endotoxin shock. JAMA 200:696

17a. Tarnow J, Brückner JB, Gethmann JW, Patschke D, Steiner A (1974) Tierexperimentelle Untersuchungen zur Wirkung von Aethylphenylephrin (Effortil) auf Coronar-, Nieren- und Muskeldurchblutung bei halothaninduzierter Kreislaufdepression. Kongreßbericht der Jahrestagung der Deutschen Gesellschaft für Anaesthesie und Wiederbelebung 1972. Springer, Berlin Heidelberg New York, S 381

18. Thal AP, Sardesai VM (1965) Shock and the circulating polypeptides. Am J Surg 110:308

19. Thiemens E (1980) Verätzungen des Mundes und der Speiseröhre. Mod Med 8:124

20. Wagenknecht LV (1977) Therapie des Endotoxinschocks. Tierexperimentelle Resultate und ihre Anwendung in der klinischen Praxis. Hoechst, Frankfurt

21. Weil MH, Shubin H, Biddle N (1964) Shock caused by gramnegative microorganisms: analysis of 169 cases. Ann Intern Med 60:384

22. Weil MH, Shubin H, Rosoff L (1965) Fluid repletion in circulatory shock . JAMA 192:668

23. Wood-Smith FW, Vickers MD, Stewart HC (1973) Drugs in anaesthetic practice. Butterworths, London [zit. nach 7]

Orale Katecholamine und Vasodilatantien in der Praxis

W. Mäurer

Die Verwendung von Katecholaminen und Vasodilatantien stellt bei parenteraler Zufuhr eine therapeutisch hochwirksame Maßnahme dar, insbesondere wenn Vertreter beider therapeutischer Prinzipien in Kombination zur Anwendung kommen, z.B. Dobutamin plus Nitroprussid-Natrium [4].

Damit stellt sich die Frage, inwieweit Katecholamine und Vasodilatantien auch bei oraler Applikation wirksam sind? Mit dieser Frage wird man vor allem aus 2 Gründen häufig konfrontiert:

1. Ein Medikament kann nicht unbegrenzt lange parenteral appliziert werden, auch wenn die zugrundeliegende Erkrankung des Patienten dies wünschenswert erscheinen läßt.

2. Nach Unterbrechung der parenteralen Zufuhr läßt die Wirkung binnen kurzer Zeit nach. Dies trifft insbesondere für Katecholamine und die meisten der ihnen verwandten Substanzen zu, z.B. beträgt die Plasmahalbwertzeit von Dobutamin nur ca. 2 min [9].

Wenn sich daher innerhalb eines Zeitraums von ca. 2 Wochen die klinische Situation eines schwerkranken Patienten nicht entscheidend bessert und eine schwere Herzinsuffizienz mit Low-output-Symptomatik nicht überwunden werden kann, stellt sich zwangsläufig die Frage nach einer Weiterführung der Therapie unter Zuhilfenahme einer oralen Applikation.

Bei einem Vergleich beider Substanzgruppen im Hinblick auf ihre Bedeutung für die Therapie der schweren Herzinsuffizienz ist nach dem bisherigen Erkenntnisstand festzustellen:

1. Die orale Applikation von *Vasodilatantien* ist als eine wirksame therapeutische Maßnahme seit mehreren Jahren fest etabliert. Das Prinzip der preload- und afterload-Verminderung zur Entlastung des insuffizienten Herzens ist heute generell anerkannt [1]. Hinzu kommt, daß die meisten Vasodilatantien oral gut resorbiert werden und auch eine relativ günstige Bioverfügbarkeit aufweisen.

2. Im Gegensatz dazu ist die orale Applikation von *Katecholaminen* bzw. verwandter Substanzen in ihrer Wirksamkeit umstritten und keineswegs generell anerkannt, obwohl bereits seit mehreren Jahrzehnten Sympathomimetika, z.B. in der Therapie des Orthostasesyndroms, oral verordnet werden.

Als Gründe für diese kritische Beurteilung der oral verordneten Katecholamine sind vor allem zwei Gesichtspunkte maßgebend. Zunächst muß man bezweifeln, ob eine derartige Therapie, selbst wenn sie kurzfristig wirksam wäre, angesichts der meist zugrundeliegenden Erkrankungen — kongestive Kardiomyopathie und Entstadien der koronaren Herzkrankheit — längerfristig von Nutzen ist. Hinzu kommt, daß die meisten bei parenteraler Anwendung hochwirksamen Katecholamine wie Adrenalin, Noradrenalin, Dopamin und Dobutamin bei oraler Zufuhr nicht wirksam sind, da sie während der Magen-Darm-Passage metabolisiert werden. Zur Verfügung stehen einige synthetische Sympathomimetika, die zwar gut resorbiert werden, deren Bioverfügbarkeit jedoch relativ gering ist [6].

Daraus ergibt sich, daß bei der Langzeittherapie der schweren Herzinsuffizienz neben der Verordnung von Digitalis und Diuretika zur Zeit bevorzugt Vasodilatantien eingesetzt werden. Die orale Applikation von Sympathikomimetika kann, wenn überhaupt, nur als ergänzende Maßnahme nach Ausschöpfung aller medikamentösen Möglichkeiten zum Einsatz kommen.

Tabelle 1. Vasodilatantien zur oralen Therapie der Herzinsuffizienz

- Nitrate: Nitroglyzerin, Isosorbiddinitrat
- Molsidomin
- Hydralazin, Dihydralazin
- Prazosin (Phentolamin)

Tabelle 2a–e. Dosierungen und wichtigste Nebenwirkungen häufig verordneter, oral wirksamer Vasodilatantien

Tabelle 2a. Nitroglyzerin

Nitrolingual
1 Kapsel = 0,8 mg
1 Sprayhub = 0,4 mg

Dosierung: 1–2 Kapseln subling., 2–3 Hub
zur Akuttherapie

Nebenwirkungen: Tachykardie, Hypotonie, Kopfschmerzen (!), Schwindel

Tabelle 2b. Isosorbiddinitrat

Isoket – Tabl. 5 mg, 20 mg, 40 mg
Corovliss – Tabl. 5 mg, 20 mg
Maycor – Tabl. 5 mg, 20 mg

Dosierung: 20–40 mg, 4–6mal tägl.

Nebenwirkungen: Hypotonie, Schwindel, Kopfschmerzen (!)

Tabelle 2 c. Molsidomin

Corvaton
1 Tabl. = 2 mg

Dosierung: 2—4 mg, 3—4mal tägl.

Nebenwirkungen: Kopfschmerzen (gering), Hypotonie, Übelkeit

Tabelle 2 d. Dihydralazin

Nepresol
1 Tabl. = 25 mg

Dosierung: 50—100 mg, 4mal tägl.

Nebenwirkungen: Tachykardie, Hypotonie, Kopfschmerzen, Schwindel, L.E.,
Na^+-Retention

Tabelle 2 e. Prazosin

Minipress
1 Tabl. = 1 mg/2 mg

Dosierung: 2—7 mg, 4mal tägl.
„first-dose effect"!
Toleranzentwicklung?

Nebenwirkungen: Hypotonie, Kollaps, Kopfschmerzen, Schwindel, Übelkeit

Für die orale Langzeittherapie stehen heute eine Reihe von Vasodilatantien zur Verfügung (Tabelle 1). Von den hier aufgeführten Substanzen werden z. Z. bevorzugt Isosorbiddinitrat (ISDN) und Dihydralazin eingesetzt.

In Tabelle 2 sind die Dosierungen und wichtigsten Nebenwirkungen der oral verordneten Vasodilatantien zusammengestellt. Unter dem Einfluß vasodilatierender Substanzen sind bei herzinsuffizienten Patienten gleichzeitig mehrere physiologische Wirkungen zu erwarten [2], wie in Tabelle 3 aufgelistet.

Vasodilatantien mit bevorzugt systemarteriellem Angriffspunkt führen zu einer Verminderung des aortalen Auswurfwiderstands (Impedanz) und damit zu einer Erhöhung der linksventrikulären Auswurffraktion, so daß das Schlagvolumen des linken Ventrikels ansteigt. Insbesondere Patienten mit einer akuten Mitralinsuffizienz profitieren von der Abnahme des aortalen Auswurfwiderstands, da hierdurch das effektive

Tabelle 3. Physiologische Wirkungen vasodilatierender Substanzen bei Patienten mit Herzinsuffizienz

---

- Abnahme des aortalen und systemarteriellen Auswurfwiderstandes
- Abnahme des pulmonalarteriellen Auswurfwiderstandes
- Erhöhung der systemvenösen Dehnbarkeit
- Abnahme des regionalen Gefäßwiderstandes
- Reflektorische Steigerung des sympathoadrenergen Tonus

Tabelle 4. Spezielle Wirkungen der Vasodilatantien auf bevorzugt venöse Kapazitätsgefäße (= Venodilatatoren), systemarterielle Widerstandsgefäße (= Arteriodilatatoren) sowie auf beide Gefäßanteile in etwa gleich starker Ausprägung (= Balanzierte Vasodilatatoren)

Venodilatatoren: Nitrate, Molsidomin

Arteriodilatatoren: Hydralazin, Dihydralazin

Balanzierter Vasodilatator: Prazosin

Schlagvolumen deutlich ansteigt. Entsprechend kann die Verminderung des pulmonalarteriellen Auswurfwiderstands zu einer Erhöhung des rechtsventrikulären Schlagvolumens führen.

Infolge einer Zunahme der Kapazität im Bereich der venösen Gefäße wird dem Herzen eine geringere Blutmenge angeboten, somit kommt es über eine Verminderung der Vorlast (preload) zu einer Entlastung des Herzens.

Da die Widerstände der verschiedenen Gefäßregionen in unterschiedlicher Ausprägung vermindert werden, ist bei langfristiger Einnahme eines Vasodilatators mit einer Umverteilung der Durchblutung zu rechnen, deren Auswirkung für den Patienten in ihrer Tragweite heute noch nicht sicher beurteilt werden kann. Durch Ansprechen des Barorezeptorenreflexes kann es über eine Aktivitätssteigerung des sympathoadrenergen Systems zu einer Erhöhung der Herzfrequenz kommen. Dieses Phänomen, das bei Kreislaufgesunden regelmäßig beobachtet wird, ist aus bisher ungeklärten Gründen bei Patienten mit schwerer Herzinsuffizienz kaum nachweisbar.

Der Einfluß der oral applizierbaren Vasodilatatoren auf die verschiedenen Anteile des Gefäßsystems erfolgt keineswegs einheitlich, vielmehr ist eine deutliche „Spezialisierung" dieser Substanzen erkennbar (Tabelle 4).

Damit stellt sich die Frage nach einer Differentialtherapie mit Vasodilatantien bei herzinsuffizienten Patienten. Welches Medikament soll im Einzelfall eingesetzt werden?

Zur Beantwortung dieser Frage muß man sich die beiden wichtigsten hämodynamischen Konsequenzen der Herzinsuffizienz vor Augen halten.

Das *gesunde* Herz ist in der Lage, ein normales Herzzeitvolumen (über 2,5 l/min · m²) bei niedrigen linksventrikulären Füllungsdrücken (unter 12 mmHg), auch unter Belastungsbedingungen, zu fördern.

Das *insuffiziente* Herz ist dagegen dadurch charakterisiert, daß es nur ein vermindertes Herzzeitvolumen bei gleichzeitig erhöhten Füllungsdrücken des linken Ventrikels bewältigen kann. Bei Fehlen einer primären Lungenerkrankung oder eines Mitralvitiums entspricht der linksventrikuläre enddiastolische Druck dem Pulmonalkapillardruck bzw. dem diastolischen Pulmonalarteriendruck. Dieser Parameter kann mit Hilfe eines Swan-Ganz-Katheters relativ leicht ermittelt werden.

Das Überschreiten des linksventrikulären enddiastolischen Drucks von etwa 20 mmHg manifestiert sich klinisch als Symptom der Lungenstauung und Dyspnoe.

Bei Unterschreiten des Herzzeitvolumenindex von etwa 2,0 l/min · m² treten klinisch Low-output-Symptome in den Vordergrund wie allgemeine Müdigkeit und körperliche Schwäche.

Die Applikation eines organischen Nitrats (z.B. Nitroglyzerin, ISDN) hat im wesentlichen zur Folge, daß durch Weitstellung der venösen Kapazitätsgefäße die Vorlast des Herzens sich vermindert, so daß der linksventrikuläre enddiastolische Druck bzw. der Pulmonalkapillardruck abnimmt. Dadurch werden vorrangig die Symptome Lungenstauung und Dyspnoe gebessert. Durch Gabe von Nitraten läßt sich — wenn überhaupt — nur eine geringfügige Steigerung des Herzzeitvolumens erreichen und dies auch nur, wenn zuvor der enddiastolische Druck im linken Ventrikel deutlich (über 20 mmHg) erhöht war [1, 2, 3]. Ist dagegen der enddiastolische Druck gering oder gar nicht erhöht, so kann durch die Gabe des Nitrats sogar eine Abnahme eines Herzzeitvolumens auftreten [1, 2, 3], eine in jedem Fall unerwünschte Reaktion.

Aufgrund dieser Überlegungen läßt sich ebenfalls ableiten, daß von den organischen Nitraten nur ein geringer Erfolg zu erwarten ist, wenn bei dem betreffenden Patienten ein stark erniedrigtes Herzzeitvolumen das therapeutische Hauptproblem darstellt. In diesem Fall sollte vielmehr ein arterieller Vasodilatator verordnet werden, z.B. Dihydralazin (Nepresol, 6stdl. 50–100 mg).

Stehen dagegen die Symptome der Lungenstauung klinisch im Vordergrund, so sind — neben der Verordnung von Diuretika — die organischen Nitratverbindungen, z.B. ISDN (z.B. Isoket, Corovliss, 4- bis 6stündlich 40 mg) oder auch Molsidomin (Corvaton, 6stdl. 4 mg), Mittel der Wahl, während von dem reinen Arteriodilatator Dihydralazin in dieser Situation nicht so günstige Effekte zu erwarten sind.

In Tabelle 5 ist das therapeutische Vorgehen unter Berücksichtigung der hämodynamischen Ausgangssituation noch einmal zusammengefaßt dargestellt.

Besondere therapeutische Schwierigkeiten ergeben sich, wenn trotz der Gabe herzwirksamer Glykoside, Diuretika und Vasodilatantien in ausreichender Dosierung es langfristig nicht gelingt, das Herzzeitvolumen des Patienten so weit anzuheben, daß eine ausreichende Belastbarkeit möglich ist. In diesen Fällen ist zu erwägen, durch die zusätzliche Gabe von Katecholaminen bzw. verwandter Substanzen die Low-output-Symptomatik zu bessern [3, 8].

Cohn und Mitarb. [3] haben versucht, durch gleichzeitige Gabe von Ephedrin und Nitroprussid-Natrium (das parenteral appliziert werden mußte) einen mit Dopamin oder Dobutamin vergleichbaren Effekt zu erzielen, was partiell auch gelang. Da es sich bei Ephedrin um ein indirekt wirkendes Katecholamin handelt, ist jedoch bei langfristiger Verordnung mit einer Tachyphylaxie zu rechnen.

Tabelle 5. Differentialtherapie mit oral wirksamen Vasodilatantien unter Berücksichtigung der Hämodynamik. Der Herzzeitvolumenindex (HZV-Index) und der Pulmonalkapillardruck („PCP") lassen sich relativ einfach mit Hilfe des Swan-Ganz-Katheters ermitteln. Weitere Einzelheiten s. Text

HZV-Index	LV-Füllungsdruck ≅ „PCP"	Vasodilatator
adäquat (> 2,5 l/min/m²)	deutlich erhöht (> 25 mmHg)	Nitrat Molsidomin
deutlich vermindert (< 2,5 l/min/m²)	adäquat (14–25 mmHg)	Hydralazin
deutlich vermindert (< 2,5 l/min/m²)	deutlich erhöht (> 25 mmHg)	Hydralazin + Nitrat oder Molsidomin

Besser für diesen Zweck geeignet dürfte daher Etilefrin (Effortil, Circupon) sein, eine Substanz, welche überwiegend direkt β-mimetische Eigenschaften aufweist [5] (Abb. 1). Etilefrin hat außerdem den Vorteil einer nahezu 100%igen peroralen Resorption sowie einer vergleichbar günstigen biologischen Verfügbarkeit [6].

Bei einigen Patienten mit schwerer sog. therapiefraktärer Herzinsuffizienz haben wir einen Therapieversuch mit Etilefrin unternommen und dabei die Beobachtung gemacht, daß ein signifikanter Anstieg des Herzzeitvolumens zu erzielen war. Im oberen Dosisbereich kam es allerdings, wahrscheinlich als Folge einer verstärkten Stimulation der α-Rezeptoren, zu einem gleichzeitigen Anstieg des Pulmonalarteriendrucks (Abb. 2), wodurch eine langfristige hochdosierte Therapie mit Etilefrin limitiert wird.

Eine unerwünschte Stimulation peripherer α-Rezeptoren mit konsekutiver Erhöhung des kardialen Afterload läßt sich möglicherweise mit Prenalterol vermeiden, einer neu entwickelten Substanz (Abb. 3), die weitgehend selektiv die β_1-Rezeptoren stimulieren soll [7, 10].

Bei 6 Patienten mit schwerer Herzinsuffizienz wurde im Rahmen einer Pilotstudie zunächst geprüft, ob durch Gabe von Dihydralazin (50 mg) und ISDN (40 mg) eine Abnahme des Pulmonalkapillardrucks und/oder ein Anstieg des Herzzeitvolumens erzielt werden konnte. Nach erneuter Kontrolle der hämodynamischen Parameter wurde dann versucht, durch kumulative parenterale Zufuhr von Prenalterol in steigender Dosierung (12,5, 25 und 50 μg/kg in 10 min) die hämodynamische Situation zu verbessern. Erst wenn unter diesen Bedingungen ein positives Ansprechen auf Prenalterol mit ausreichender Sicherheit nachweisbar war, wurde – immer nach bereits begonnener „Standardtherapie" mit Dihydralazin und ISDN – eine orale Weiterbehandlung mit Prenalterol unter hämodynamischer Kontrolle eingeleitet.

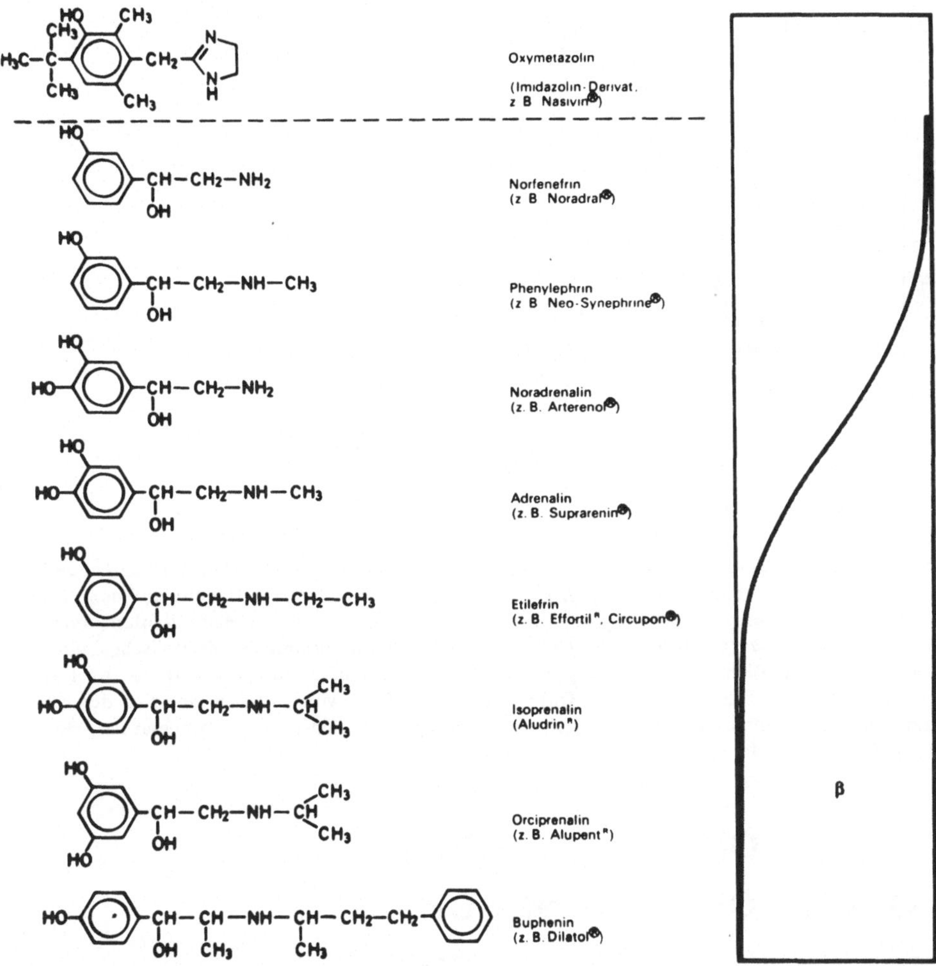

Abb. 1. Relative Anteile der direkten α- und β-mimetischen Wirkungen von Etilefrin. (Nach Grobecker et al. 1975)

Bei diesem Vorgehen zeigte sich, daß die Wirkung einer positiv inotropen Substanz — in diesem Fall von Prenalterol — sich im Einzelfall nicht sicher voraussagen läßt:

1. Möglichkeit: Durch zusätzliche Gabe von Prenalterol läßt sich keine eindeutige Steigerung des Herzzeitvolumens erzielen. In diesem Fall erscheint es sinnlos, eine orale Langzeittherapie mit Prenalterol einzuleiten.

2. Möglichkeit: Nach Gabe der Vasodilatantien kommt es zu keiner Steigerung des Herzzeitvolumens, unter Prenalterol läßt sich dagegen das Herzzeitvolumen erhöhen. In diesem Fall wird mit einer oralen Langzeittherapie mit Prenalterol begonnen.

3. Möglichkeit: Durch die Vasodilatation steigt das Herzzeitvolumen zwar an, es bleibt jedoch nach wie vor in einem so niedrigen Bereich, daß der Patient in seiner Leistungsbreite hochgradig limitiert bleibt. Erst durch anschließende Gabe von Prenal-

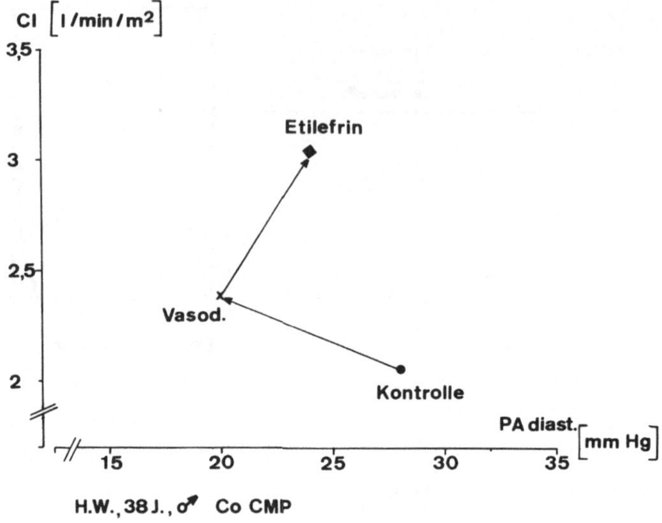

Abb. 2. Wirkung einer kombinierten Therapie mit Vasodilatantien und Etilefrin bei einem 38jährigen Patienten mit kongestiver Kardiomyopathie und schwerer Herzinsuffizienz auf den diastolischen Pulmonalarteriendruck – *auf der Abszisse aufgetragen* – und den Herzzeitvolumenindex – *auf der Ordinate aufgetragen*. Nach Gabe des Vasodilatators nimmt der diastolische Pulmonalarteriendruck deutlich (auf 20 mmHg) ab, gleichzeitig kommt es zu einem geringen Anstieg des cardiac index (auf 2,3 l/min · m²). Durch zusätzliche Gabe von Etilefrin läßt sich der cardiac index deutlich (auf 3,1 l/min · m²) steigern, allerdings zeigt sich auch ein Wiederanstieg des diastolischen Pulmonalarteriendrucks (auf 24 mmHg)

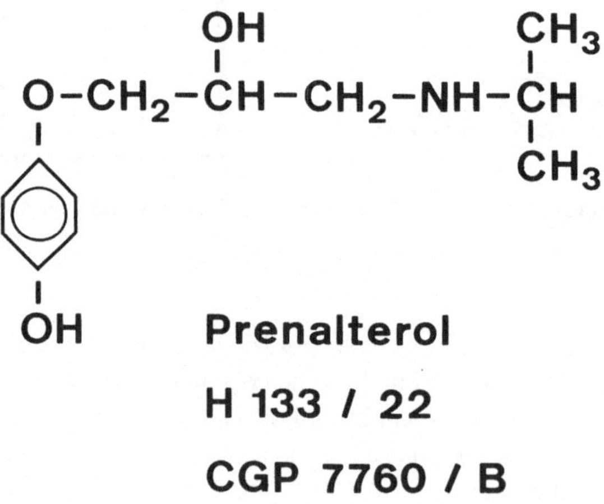

Abb. 3. Strukturformel von Prenalterol

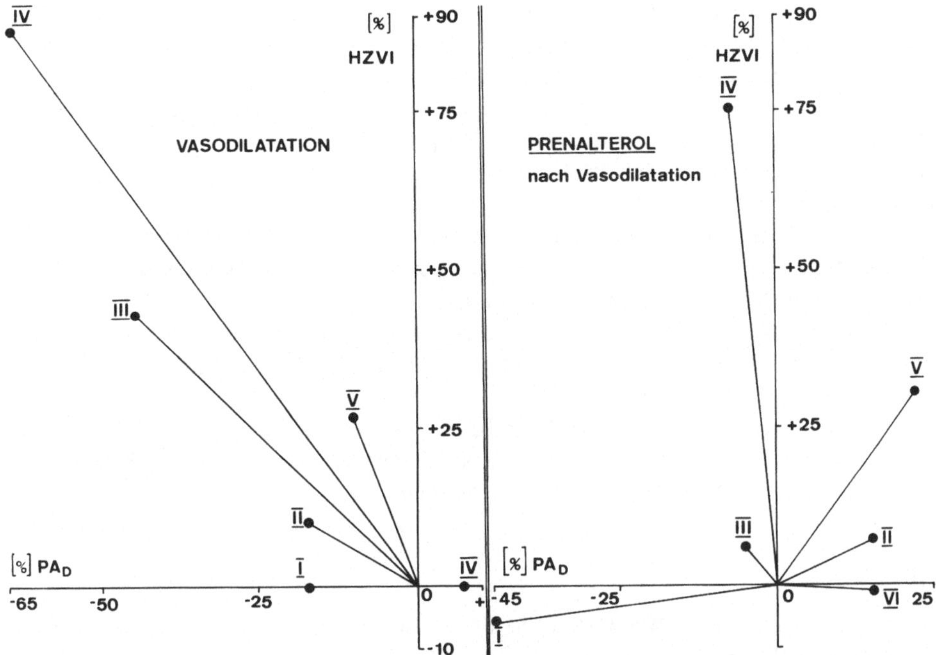

Abb. 4. Wirkung einer alleinigen Vasodilatation mit Dihydralazin (50 mg) und Isosorbiddinitrat (40 mg) − *linke Bildseite* − und einer anschließenden Gabe von Prenalterol − *rechte Bildseite* − auf den Herzzeitvolumenindex (*Ordinate*) und den diastolischen Pulmonalarteriendruck (*Abszisse*) bei 6 Patienten mit schwerer kongestiver Kardiomyopathie. Aufgetragen wurden die prozentualen Änderungen vom Ausgangswert. Nach alleiniger Vasodilatation zeigen Patient II, III, IV und V eine deutliche Abnahme des Pulmonalarteriendrucks bei z.T. auch beträchtlicher Steigerung des Herzzeitvolumens. Bei Patient I verminderte sich lediglich der Pulmonalarteriendruck. Patient VI wurde durch die Vasodilatantien nicht beeinflußt. Durch die anschließende Gabe von Prenalterol ließ sich im Einzelfall das Herzzeitvolumen zwar steigern (Patient IV und V), in 3 Fällen wurde jedoch ein zusätzlicher Anstieg des Pulmonalarteriendrucks festgestellt (Patient II, V und VI). Weitere Einzelheiten s. Text

terol läßt sich das Herzzeitvolumen weiter erhöhen. Auch bei diesem Patient wurde oral eine Langzeittherapie mit Prenalterol fortgesetzt.

In Abb. 4 ist das unterschiedliche Ansprechen des Herzzeitvolumens und des diastolischen Pulmonalarteriendrucks unter der Einwirkung von Prenalterol nach vorangegangener Vasodilatation mit Dihydralazin und ISDN bei den so untersuchten 6 Patienten zusammengefaßt dargestellt.

Von skandinavischen Autoren [10] wurde hervorgehoben, daß Prenalterol in der Lage sei, eine positiv inotrope Wirkung ohne nennenswerte Erhöhung der Herzfrequenz und ohne Gefahr der Provokation von Tachyarrhythmien zu entfalten. Diese Meinung können wir nach den ersten orientierenden Untersuchungen an schwer herzinsuffizienten Patienten nicht teilen: Bei 4 von 6 Patienten wurde im höheren Dosisbereich unter Prenalterol eine Tachykardie beobachtet, in 2 Fällen kam es zusätzlich zum Auftreten polytoper ventrikulärer Extrasystolen.

In *Zusammenfassung* der hier dargelegten Befunde ist die Frage zu beantworten: Welche therapeutischen Erfolge sind bei Patienten mit schwerer Herzinsuffizienz von einer oralen Langzeittherapie mit Vasodilatantien zu erwarten?

1. Durch Gabe von Vasodilatantien lassen sich die Kardinalsymptome der schweren Herzinsuffizienz (Lungenstauung mit Dyspnoe) häufig bessern. Infolge einer Zunahme des Herzzeitvolumens kann außerdem eine Steigerung der körperlichen Leistungsfähigkeit erreicht werden.

2. Durch zusätzliche Gabe von Katecholaminen kann es in einigen Fällen gelingen, das stark verminderte Herzzeitvolumen weiter anzuheben, und dadurch die Leistungsfähigkeit dieser Patienten zu verbessern.

3. Nach Gabe von Katecholaminen bzw. verwandter Substanzen muß im hohen Dosisbereich mit einem Anstieg des Pulmonalarteriendrucks und mit dem Auftreten von Tachyarrhythmien gerechnet werden.

4. Eine lebensverlängernde Wirkung kann aufgrund der bisher vorliegenden Daten weder durch die Verordnung von Vasodilatantien noch durch die Zufuhr von Katecholaminen als gesichert angenommen werden.

Literatur

1. Chatterjee K, Parmley WW (1977) The role of vasodilator therapy in heart failure. Progr Cardiovasc Dis 39:301
2. Cohn JN (1978) Unloading the failing heart. In: Fishman, AP (ed) Heart failure. Hemisphere
3. Cohn JN, Franciosa JA (1978) Selection of vasodilator, inotropic or combined therapy for the management of heart failure. Am J Med 65:181
4. Cyran J, Bolte H-D (1979) Kombinierte Infusion von Nitroprussid-Natrium und Dobutamin zur Behandlung der hochgradigen Linksherzinsuffizienz bei koronarer Herzkrankheit. Klin Wochenschr 57:883
5. Grobecker H, Hellenbrecht D, Palm D, Quiring K (1980) Adrenalin und Noradrenalin; Sympathomimetika, Rezeptorenblocker, Antisympathotonika. In: Forth W, Henseller D, Rummel W (Hrsg) Allgemeine und spezielle Pharmakologie und Toxikologie, 3. Aufl. Bibliographisches Institut, Mannheim Wien Zürich
6. Hengstmann JH, Weyand U, Dengler HD (1975) The physiological disposition of etilefrine in man. Eur J Clin Pharmacol 9:179
7. Knaus M, Pfister B, Dubach UC, Imhof PR (1978) Human pharmacology studies with a new, orally active stimulant of cardiac adrenergic beta-receptors. Am Heart J 95:602
8. Mäurer W, Tillmanns H, Kübler W (1979) Therapie der schweren Herzinsuffizienz mit Katecholaminen. Z Kardiol 68:290
9. Murphy PJ, Williams TL, Kan DLK (1976) Disposition of dobutamine in the dog. J Pharm Exp Ther 199:426
10. Rönn O, Graffner C, Johnsson G, Jordö L, Lundborg P, Wikstrand J (1979) Haemodynamik effects and pharmacokinetics of a new selective beta$_1$-adrenoceptor agonist prenalterol, and its interaction with metaprolol in man. Eur J Clin Pharmacol 15:9

Behandlung eines Low-Output-Syndroms bei chirurgischen Eingriffen

K. van Ackern, N. Franke und P. Schmucker

In der operativen Medizin ist bei bestimmten Vorerkrankungen wie einer koronaren Herzerkrankung oder einer Myokardinsuffizienz ein Low-Output-Syndrom häufig zu erwarten. Ein umfangreiches invasives Monitoring erlaubt es, den Patienten sorgfältig zu überwachen, d.h. rechtzeitig die Diagnose zu stellen und die Therapie zu steuern.

Die Problematik soll an zwei Patientenkollektiven, die sich unterschiedlichen operativen Eingriffen unterziehen müssen, modellhaft dargestellt werden. Es handelt sich um Patienten, bei denen

1. eine aortokoronare Bypass-Operation,
2. Resektion eines infrarenalen Bauchaortenaneurysmas durchgeführt wird.

Beide Patientengruppen leiden an Gefäßerkrankungen, die entweder das koronare System selbst betreffen oder bei denen eine begleitende koronare Herzerkrankung [1, 9] den perioperativen Verlauf wesentlich beeinflußt.

Bei Patienten mit koronarer Herzerkrankung hängt die Herzfunktion wesentlich von dem Verhältnis zwischen myokardialem Sauerstoffverbrauch und Sauerstoffantransport ab. Die Behandlung eines verminderten Herzzeitvolumens bei diesen Patienten mit positiv inotropen Medikamenten, wie z.B. Katecholaminen, führt in der Regel zu einer Steigerung des myokardialen Sauerstoffverbrauchs und kann damit die Situation verschlechtern. Eine therapeutische Alternative besteht darin, die Auswurfleistung des Herzens durch Anwendung von Vasodilatatoren zu verbessern, vorausgesetzt, ein ausreichender Perfusionsdruck insbesondere auch im Koronarsystem ist sichergestellt. Vasodilatatoren haben keinen direkten Einfluß auf Herzfrequenz und Kontraktionskraft des Myokards. Sie vermindern die myokardiale Wandspannung, dadurch wird der myokardiale Sauerstoffverbrauch reduziert [7].

Bei einzelnen Patienten mit Linksherzinsuffizienz zeigen weder Katecholamine noch Vasodilatatoren allein appliziert die gewünschte therapeutische Wirkung [2, 5, 10]. In einer solchen Situation kann durch eine kombinierte Therapie von kardialer Stimulierung und Vasodilatation häufig das kritisch verminderte Herzzeitvolumen angehoben werden. Ein solches Vorgehen, gleichzeitige Anwendung von Katecholaminen und Vasodilatatoren, zeigt die erste Untersuchung.

Kombinationstherapie eines Low-Output-Syndroms bei Patienten nach kardio-pulmonalem Bypass mit Vasodilatatoren und Katecholaminen

Die Untersuchung wird an insgesamt zehn Patienten durchgeführt, die sich einer koronaren Herzoperation unterziehen müssen [10]. Es bestehen Stenosen an mindestens zwei der großen Koronargefäße. Die meisten der Patienten haben präoperativ abnorme Kontraktionen des linken Ventrikels. Die Untersuchung findet unmittelbar nach Abgehen von der Herz-Lungen-Maschine statt. In dieser Periode befindet sich das Herz in einer kritischen Situation. Nach einer mindestens 30minütigen myokardialen Ischämie und nach dem chirurgischen Trauma muß es die Perfusion des Gesamtorganismus wieder übernehmen. Die in der hier vorliegenden Studie untersuchten Patienten zeigen alle unmittelbar nach Abgehen von der Herz-Lungen-Maschine ein großes, dilatiertes Herz. Der enddiastolische linksventrikuläre Füllungsdruck liegt bei etwa 20 mmHg. Der Widerstand im peripheren Kreislauf ist erhöht, der Cardiac-Index erniedrigt. Eine Steigerung des Preloads zur Verbesserung des Cardiac-Index ist nicht mehr möglich, da jede Volumengabe mit einem Anstieg des enddiastolischen Druckes und der Gefahr eines Lungenödems beantwortet wird.

Die Patienten werden in zwei Kollektive eingeteilt. Jedes Kollektiv hat einen Cardiac-Index (CI) von weniger als 2,3 l/min $\cdot$ m^2. Der determinierende Unterschied, der den ersten therapeutischen Schritt bestimmt, liegt in der Höhe des mittleren arteriellen Druckes. Die Gruppe I (10 Patienten) hat einen mittleren arteriellen Druck von weniger als 70 mmHg. In Gruppe II (11 Patienten) liegt der mittlere arterielle Druck über 70 mmHg.

Das therapeutische Vorgehen bei der Gruppe I ist in Abb. 1 schematisch dargestellt. In dieser Gruppe mit dem niedrigen mittleren arteriellen Druck wird zunächst versucht, einen ausreichenden koronaren Perfusionsdruck zu erzielen. Dazu wird Dopamin in kontinuierlich erhöhter Dosierung appliziert, bis ein ausreichender mittlerer arterieller Druck von 85 mmHg erreicht ist. Der Cardiac-Index liegt zu diesem Zeitpunkt bei 1,8 l/min $\cdot$ m^2. Die benötigte Dopamindosis liegt zwischen 20 und 40 μg/ kg $\cdot$ min. Es wird also der in dieser relativ hohen Dosierung von Dopamin bekannte vasokonstringierende Effekt ausgenutzt. Nach Etablierung eines ausreichenden Perfusionsdruckes wird die Dopamindosis zunehmend reduziert, während gleichzeitig versucht wird, langsam mit steigenden Dosen von Nitroprussidnatrium (NNP) bei entsprechender Volumenzufuhr den Afterload zu senken. Die Volumensubstitution wird unter ständiger Kontrolle des pulmonal-kapillären Verschlußdruckes und des Cardiac-Index durchgeführt. Die Anfangsdosis für NNP liegt zwischen 0,25–0,5 μg/kg $\cdot$ min. Die Erhaltungsdosis beträgt weniger als 100 μg/min. Es gelingt bei stabilen Kreislaufverhältnissen die Dopaminapplikation auf 5–10 μg/kg zu reduzieren.

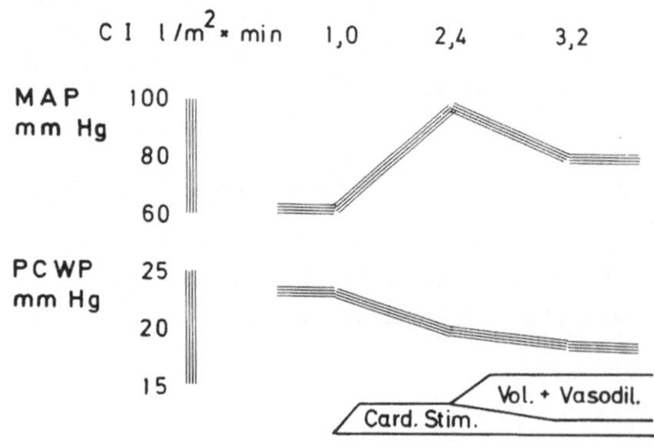

Abb. 1. Schematische Darstellung des therapeutischen Vorgehens bei der Gruppe I anhand des Verlaufes von mittlerem arteriellen Druck (*MAP*) und pulmonal-kapillärem Verschlußdruck (*PCWP*)

In den Abb. 2, 3 und 4 sind die Mittelwerte der hämodynamischen Veränderungen im einzelnen aufgeführt. Die Abszisse bei den jeweiligen Abbildungen stellt die Meßzeitpunkte bzw. die einzelnen Maßnahmen dar.

In Abb. 2 ist der Verlauf von mittlerem arteriellen Druck (MAP), Cardiac-Index (CI), Widerstand im großen Kreislauf (SVR) und Herzfrequenz (HR) sowie deren Standardabweichung dargestellt. Der mittlere arterielle Druck steigt von 62 ± 18 mmHg unter Dopamin auf 98 ± 10 mmHg an ($p < 0{,}005$). Unter NNP vermindert er sich auf 80 ± 6 mmHg ($p < 0{,}05$). Der extrem niedrige Cardiac-Index unmittelbar nach Abgehen von der Herz-Lungen-Maschine mit $1{,}0 \pm 0{,}3$ l/min $\cdot$ m^2 erhöht sich unter Dopamin auf $2{,}4 \pm 0{,}4$ l/min $\cdot$ m^2 ($p < 0{,}05$). Unter zusätzlicher Vasodilatation bei gleichzeitig reduzierter positiv inotroper Stimulierung steigt der CI auf $3{,}2 \pm 0{,}3$ l/min $\cdot$ m^2 ($p < 0{,}05$) an. Insgesamt ist damit der Cardiac-Index um 220% gestiegen. Der hohe periphere Widerstand zu Beginn der Messung vermindert sich durch die therapeutischen Maßnahmen kontinuierlich. Er liegt unter Nitroprussidnatriumapplikation bei 30% des Ausgangswertes ($p < 0{,}05$). Die Herzfrequenz ändert sich während des gesamten Beobachtungszeitraums nicht signifikant.

Die Mittelwerte für den zentralvenösen Druck (RAP), den mittleren pulmonalen Druck (PAP), den pulmonal-kapillären Verschlußdruck (PCWP) sowie den Widerstand

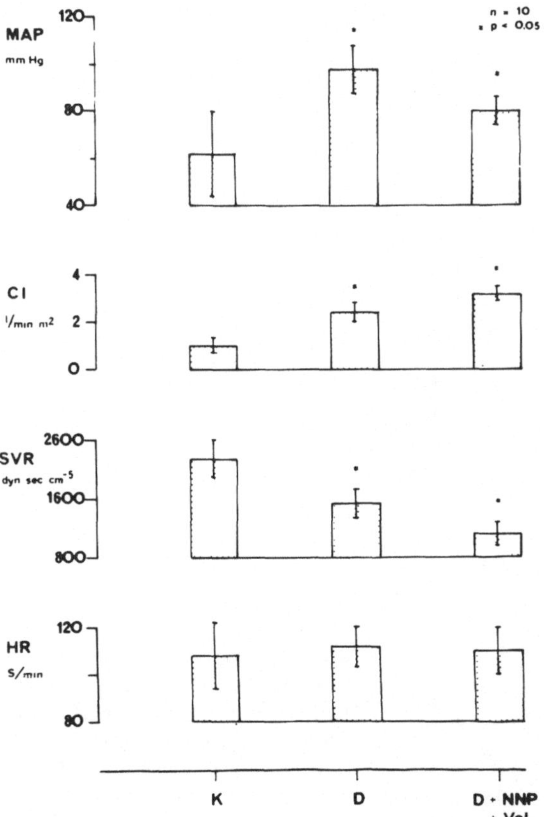

Abb. 2. Die Mittelwerte und Standardabweichungen von mittlerem arteriellen Druck (*MAP*), Cardiac-Index (*CI*), totalem peripheren Widerstand (*SVR*) und Herzfrequenz (*HR*). Auf der Abszisse sind hier wie im folgenden die Meßzeitpunkte bzw. therapeutischen Maßnahmen aufgetragen

im pulmonalen Kreislauf (PVR) sind in Abb. 3 aufgetragen. Der Druck im rechten Vorhof, sowie der mittlere Pulmonalisdruck verändern sich nicht signifikant. Der pulmonale Widerstand fällt auf ca. 30% des Ausgangswertes ab (p < 0,05). Der primär erhöhte pulmonal-kapilläre Verschlußdruck fällt nur um insgesamt 4 mmHg ab. Die insuffizienten Herzen benötigen in dieser Untersuchungsphase einen erhöhten Preload.

Die arterio-venöse Sauerstoffdifferenz (Abb. 4) gibt einen Überblick über die Sauerstoffversorgung der perfundierten Gewebe. Bei dem niedrigen Cardiac-Index ist die arteriovenöse O_2-Differenz mit 8,5 ± 2 Vol % deutlich erhöht. Unter Dopaminapplikation sowie zusätzlicher Nitroprussidnatriuminfusion fällt sie auf 5,2 ± 1,6 Vol % ab (p < 0,05). Sie nähert sich damit Normalwerten, als Zeichen dafür, daß der Organismus ausreichend perfundiert ist. In Abb. 5 sind die prozentualen Veränderungen bezogen auf den Ausgangswert für den Cardiac-Index und das Produkt von systolischem Druck und Herzfrequenz (sog. Tension-Time-Index) als indirektes Maß des myokardialen Sauerstoffverbrauches aufgetragen. Durch zusätzliche Applikation von Nitroprussidnatrium zur laufenden kontinuierlich verminderten Dopamininfusion gelingt es, den Cardiac-Index um insgesamt 220% zu steigern, während der indirekt berechnete myokardiale Sauerstoffverbrauch um 30% (p < 0,05) absinkt. Der Schlagarbeitsindex für

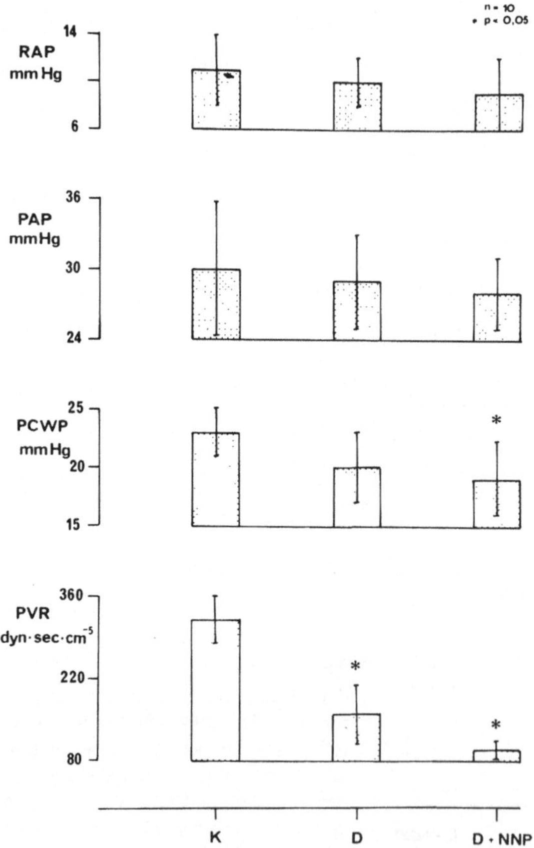

Abb. 3. Verlauf von Mittelwerten und Standardabweichungen für den zentralvenösen Druck (*RAP*). Den mittleren Pulmonalisdruck (*PAP*), den pulmonal-kapillären Verschlußdruck (*PCWP*) und den Widerstand in der pulmonalen Strombahn (*PVR*)

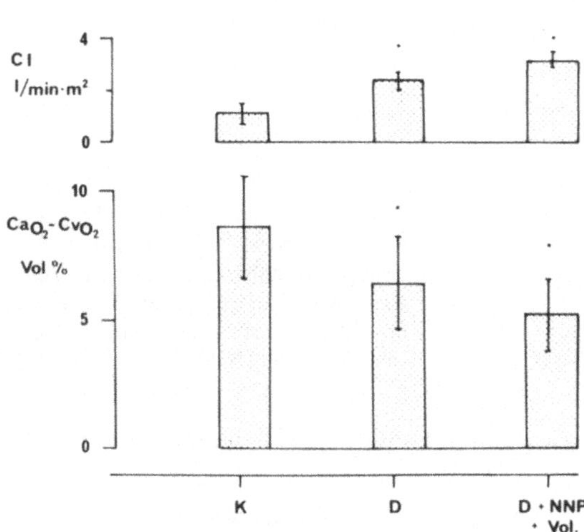

Abb. 4. Der Verlauf von Cardiac-Index (CI) und arterio-venöser Sauerstoffdifferenz ($CaO_2 - CvO_2$)

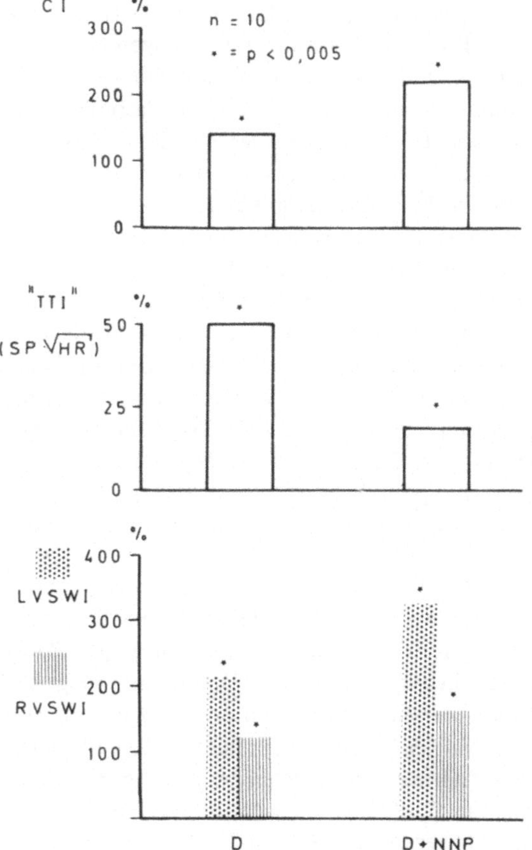

Abb. 5. Prozentuale Veränderungen bezogen auf den Ausgangswert für Cardiac-Index (CI) sog. Tension-Time-Index (TTI) und den Schlagarbeitsindex für den linken ($LVSWI$) und den rechten ($RVSWI$) Ventrikel

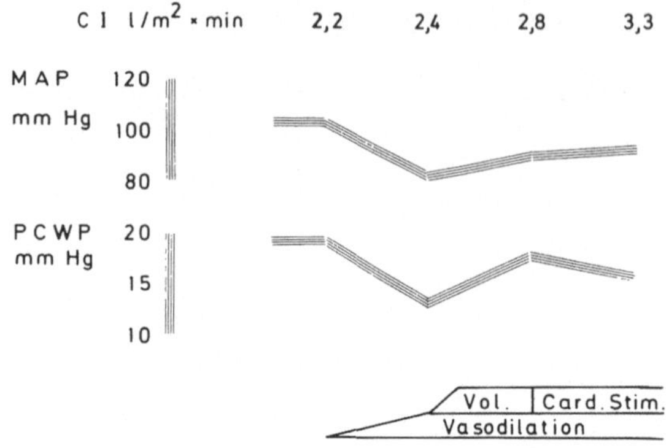

Abb. 6. Schematische Darstellung des therapeutischen Vorgehens bei der Gruppe II anhand der Veränderungen des mittleren arteriellen Druckes (*MAP*) und pulmonal-kapillären Verschlußdruckes (*PCWP*)

den linken (LVSWI) und den rechten Ventrikel (RVSWI) nimmt ebenfalls bei fallendem myokardialem O_2-Verbrauch zu.

Die zweite Gruppe (12 Patienten) zeichnet sich durch einen mittleren arteriellen Druck von mehr als 70 mmHg bei verminderter Auswurfleistung des Herzens aus [11]. Das schematische Vorgehen ist anhand des arteriellen Mitteldrucks und des pulmonal-kapillären Verschlußdruckes in Abb. 6 dargestellt. Der mittlere arterielle Druck beträgt bei diesen Patienten unmittelbar nach Abgehen von der Herz-Lungen-Maschine 108 mmHg. Der periphere Widerstand ist erhöht, der pulmonal-kapilläre Verschlußdruck liegt bei ca. 20 mmHg. Es wird nun versucht, durch vorsichtige Vasodilatation mit Nitroglyzerin den arteriellen Druck zu senken, um die Entleerung des linken Ventrikels zu erleichtern. Der mittlere arterielle Druck wird gesenkt ohne signifikanten Anstieg des Cardiac-Index, da gleichzeitig der linksventrikuläre enddiastolische Druck vermindert wird. Es wird nun Volumen substituiert, bis der pulmonal-kapilläre Verschlußdruck einen „optimalen" Wert erreicht hat. Der „optimale" Preload ist die enddiastolische Füllung des linken Ventrikels, die zum höchsten Cardiac-Index führt. Dieser Wert wird empirisch durch Messung des linksventrikulären enddiastolischen Druckes und des Cardiac-Index in kurzen Zeitabständen gefunden. Der optimale Füllungsdruck liegt bei diesen Herzen zwischen 16 und 19 mmHg. Ganz offensichtlich benötigen diese vorgeschädigten Herzen einen erhöhten Preload. Die Anfangsdosis von Nitroglyzerin beträgt 15 μg/min. Die Erhaltungsdosis liegt bei 50 μg/min. Zusätzliche Applikation von Dobutamin in einer Dosis zwischen 3–5 μg/kg · min bei kontinuierlicher Nitroglyzerin-Applikation führt zu einer weiteren Erhöhung des Cardiac-Index.

In Abb. 7 ist das Verhalten von mittlerem arteriellen Druck, pulmonal-kapillärem Verschlußdruck, Cardiac-Index und Herzfrequenz dargestellt. Der mittlere arterielle Druck fällt, wie oben beschrieben, von 108 ± 9 auf 83 ± 4 mmHg (p < 0,05) ab. Unter Volumensubstitution und zusätzlicher Infusion von Dobutamin steigt der MAP auf 88 ± 6 mmHg an. Der PCWP vermindert sich unter Nitroglyzerin von 20,2 ± 2,6 auf 12,8 ± 2,1 mmHg (p < 0,05). Der Cardiac-Index bleibt während alleiniger Nitroglyzerin-Applikation unverändert. Unter zusätzlicher Volumengabe erhöht sich der linksventrikuläre Füllungsdruck auf 17,1 ± 2,4 mmHg (p < 0,05). Der Cardiac-Index bleibt mit einer nicht signifikanten Steigerung von 2,0 ± 0,3 auf 2,3 ± 0,2 l/min · m² unverändert. Bei einem durch Volumengabe angehobenen linksventrikulären Fül-

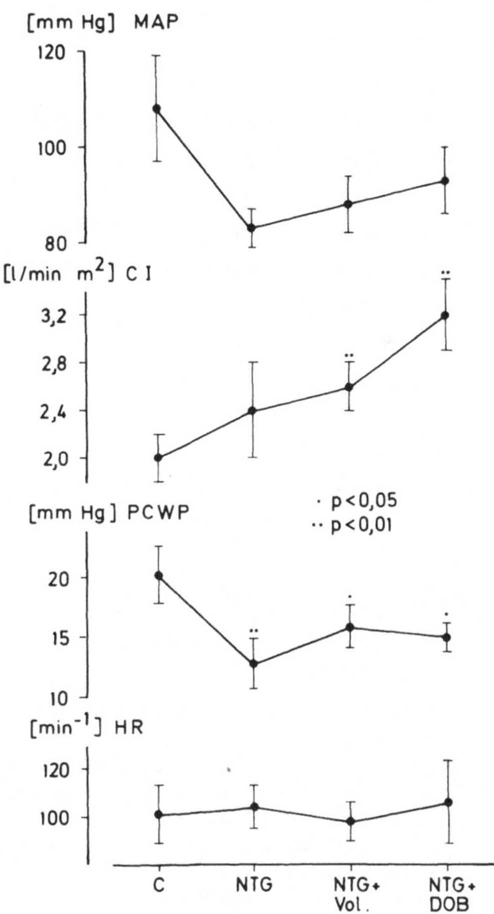

Abb. 7. Das Verhalten von mittlerem arteriellen Druck (*MAP*), pulmonalkapillärem Verschlußdruck (*PCWP*), Cardiac-Index (*CI*) und Herzfrequenz (*HR*)

lungsdruck von 15,8 ± 1,9 mmHg steigt der Cardiac-Index um 23% auf 2,6 ± 0,2 l/min · m² (p < 0,01) an. Zusätzliche Gabe von 5 μg/min · kg Dobutamin erhöht den Cardiac-Index um insgesamt 50% auf 3,0 ± 0,3 l/min · m² (p < 0,005). Die Herzfrequenz bleibt unverändert.

Die Mittelwerte für den Druck im rechten Vorhof, den mittleren Pulmonalisdruck sowie den Widerstand im großen und im kleinen Kreislauf sind in Abb. 8 dargestellt. Der pulmonalarterielle Druck (PAP) fällt von 28 ± 4 auf 19 ± 4 mmHg (p < 0,05) nach Nitroglyzerin. Nach zusätzlicher Gabe von Volumen und Dobutamin erreicht er einen Wert von 25 ± 3 mmHg (p < 0,05). Der Druck im rechten Vorhof zeigt einen dazu fast parallelen Verlauf. Der Widerstand im Gesamtkreislauf vermindert sich kontinuierlich und steigt auch unter Dobutamin, wie zu erwarten, nicht an. Am Ende der Beobachtungsperiode liegt auch der SVR etwa 40% (p < 0,01) unter dem Ausgangswert. Der pulmonale Gefäßwiderstand fällt ebenfalls deutlich unter Vasodilatation ab. Obwohl dieser Parameter unter Dobutamin wieder ansteigt, liegt er noch insgesamt um 35% (p < 0,05) unter dem Ausgangswert.

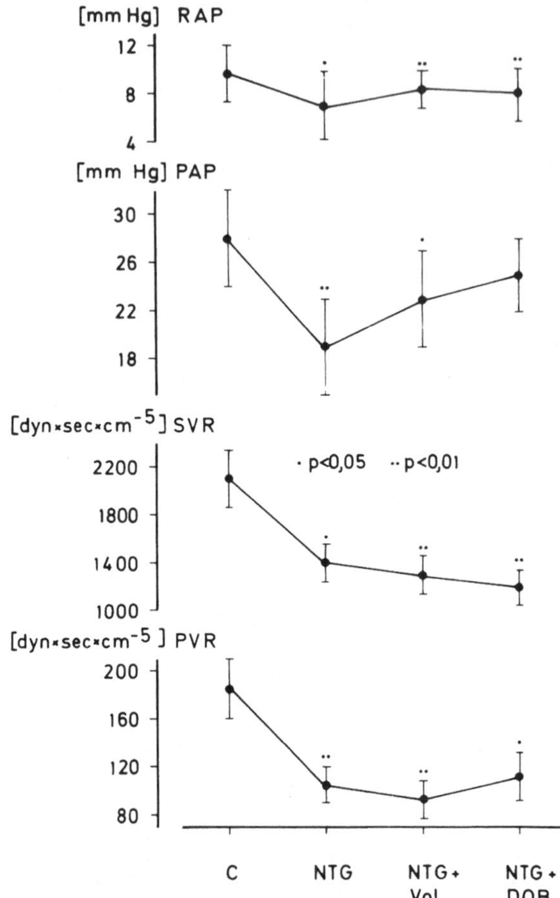

Abb. 8. Veränderungen der Mittelwerte für den Druck im rechten Vorhof (*RAP*), den mittleren Pulmonalisdruck (*PAP*) sowie den Widerstand im großen (*SVR*) und im kleinen Kreislauf (*PVR*)

Die Mittelwerte für die arterio-venöse O_2-Differenz sind in Abb. 9 im Vergleich zum Cardiac-Index aufgetragen. Während der Cardiac-Index ansteigt, vermindert sich die arteriovenöse O_2-Differenz von 6,5 ± 1,5 Vol % auf nahezu normale Werte 5,0 ± 1,2 Vol % (p < 0,05). In Abb. 10 ist der indirekt berechnete myokardiale Sauerstoffverbrauch aufgetragen. Trotz eines Anstiegs des Cardiac-Index fällt dieser Wert kontinuierlich ab. Dobutaminapplikation führt, wie erwartet, zu einem geringen Anstieg des myokardialen Sauerstoffverbrauchs. Bei 5 Patienten ist es möglich, Blut aus dem Sinus coronarius abzuziehen und den Sauerstoffgehalt sowie die Lactatkonzentration zu bestimmen (Abb. 11). Die myokardiale Sauerstoffextraktion ist unter Vasodilatation vermindert, während die Lactatextraktion des Myokards ansteigt. Unter Dobutamingabe steigt die Sauerstoffextraktion nur geringfügig an, die Lactatextraktion wird weiter verbessert.

Bei einem intraoperativ auftretenden Low-Output-Syndrom richtet sich die Therapie nach dem zugrundeliegenden pathophysiologischen Zustand, wie anhand dieses cardio-chirurgischen Patientengutes gezeigt wird. Bei einem Pumpversagen des Herzens

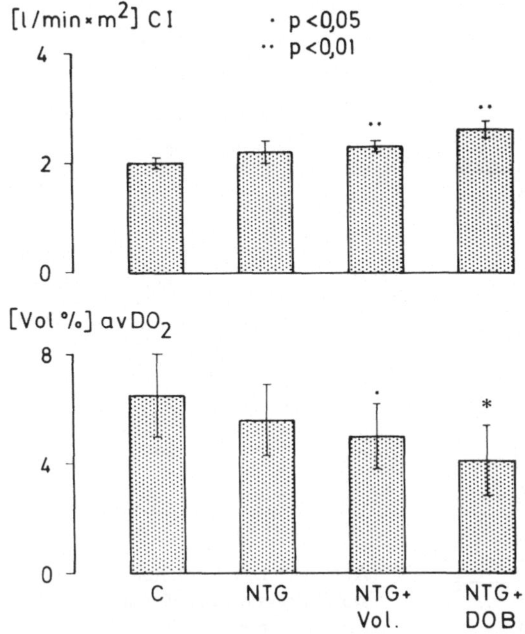

Abb. 9. Gegenüberstellung des Verlaufes von Cardiac-Index (*CI*) und arterio-venöser O_2-Differenz (*av DO$_2$*)

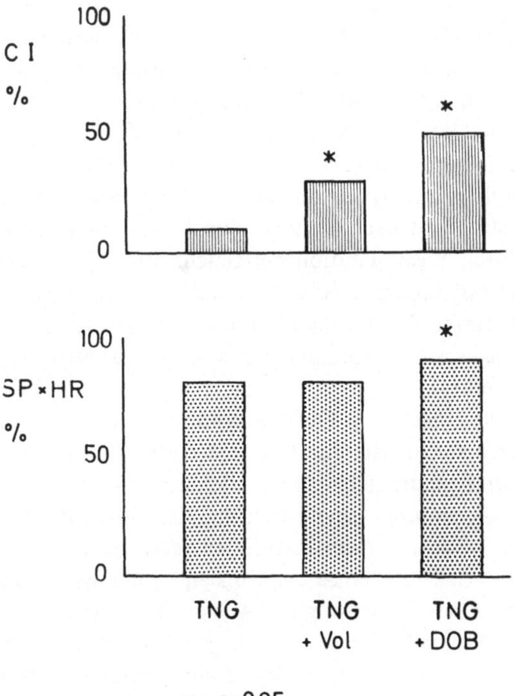

Abb. 10. Veränderungen in Prozent des Ausgangswertes von Cardiac-Index (*CI*) und indirekt berechnetem myokardialen Sauerstoffverbrauch aus dem Produkt von systolischem Druck multipliziert mit der Herzfrequenz (*SP* × *HR*)

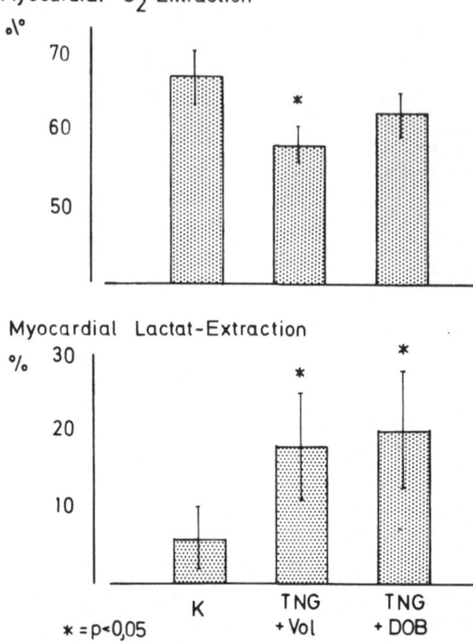

Abb. 11. Das Verhalten von Sauerstoffextraktion und Lactatextraktion des Myokards

mit niedrigem Perfusionsdruck, wie in Gruppe I dargestellt, ist es entscheidend, zunächst einen ausreichenden Perfusionsdruck zu etablieren und aufrechtzuerhalten, um eine Minderperfusion des Koronarsystems und der peripheren Organe, wie z.B. Niere und Hirn, zu verhindern. Das wird in der vorliegenden Situation erreicht durch Applikation eines Katecholamins, dessen Dosierung so gewählt wird, daß ein ausreichender Perfusionsdruck bei einem gesteigerten Cardiac-Index erreicht wird. Wegen des in hoher Dosierung bekannten peripher konstringierenden Effektes von Dopamin wird deshalb dieses Katecholamin gewählt. Erst nach Sicherstellung eines ausreichenden Perfusionsdrucks wird versucht, durch Vasodilatation bei gleichzeitiger Reduzierung der kardialen Stimulation die hämodynamische Situation weiter zu verbessern. Es gelingt unter dieser Kombinationstherapie den Cardiac-Index um insgesamt 220% zu steigern, der indirekt abgeschätzte Sauerstoffverbrauch dieser koronarinsuffizienten Herzen wird gleichzeitig um 30% gesenkt.

In der Gruppe II, den Patienten mit einem Low-Output-Syndrom bei erhöhtem mittleren arteriellen Druck, besteht der erste Schritt der Therapie darin, die Nachbelastung des Myokards zu senken. Dadurch kann sich das Herz leichter entleeren bei gleichzeitig reduzierter systolischer Wandspannung. Eine durch die Vasodilatation bedingte Verminderung des Preloads muß jedoch, je nach Insuffizienzgrad des Herzens, ausgeglichen werden. Erst die Aufrechterhaltung eines „optimalen" Füllungsdrucks bei verminderter Nachbelastung führt zu einer Steigerung der Auswurfleistung des linken Ventrikels. Dieser sog. „optimale" Preload wird empirisch gefunden durch vorsichtige Volumensubstitution bei gleichzeitiger, in kurzen Intervallen durchgeführter Messung von PCWP und Cardiac-Index. Das Herzzeitvolumen kann durch geringe kardiale Stimulation weiter gesteigert werden. Da bei diesen Patienten im Gegensatz zu Gruppe I ein ausreichender Perfusionsdruck besteht, wird zur positiv-inotropen Unterstützung Dobutamin gewählt. Es kann gezeigt werden, daß unter dieser Therapie die myokardiale Sauerstoffextraktion vermindert ist, während die Lactatextraktion des Myokards ansteigt. Alle hier dargestellten Patienten der Gruppe I und II überleben.

Ein qualitativer Unterschied in der Hämodynamik zwischen intravenöser Applikation von Nitroglyzerin und Nitroprussidnatrium kann aufgrund der vorliegenden Untersuchungen nicht festgestellt werden. Auch unter Nitroprussidnatriumanwendung in vergleichbarer Situation [10] wird eine Verminderung des Preloads, die durch Volumensubstitution ebenfalls zu beheben ist, beobachtet. Wegen der protrahierter einsetzenden vasodilatierenden Wirkung von intravenös-appliziertem Nitroglyzerin läßt sich diese Substanz bzw. ihre Wirkung leichter kontrollieren.

Im folgenden soll ein weiteres Beispiel für ein intraoperativ auftretendes Low-Output-Syndrom dargestellt werden, bei dem ebenfalls eine koronare Herzerkrankung wesentlich mitbeteiligt ist.

Behandlung eines Low-Output-Syndroms bei der Operation infrarenaler Bauchaortenaneurysmen

Patienten mit operationsbedürftigen Gefäßerkrankungen, insbesondere der Aorta, auf dem Boden einer Allgemeingefäßsklerose, leiden zu einem hohen Prozentsatz auch an einer koronaren Herzerkrankung. Die Häufigkeit der Kombination, Bauchaortenaneurysma und koronare Herzerkrankung, wird mit 66% angegeben [1, 9]. In der hier vorliegenden Untersuchung leiden 72% der Patienten an einer koronaren Herzerkrankung.

Während der Operation muß die Aorta abdominalis abgeklemmt werden. Dieses Abklemmen führt zu einem Anstieg des peripheren Gefäßwiderstandes, da ein großer Teil der peripheren Strombahn von der Perfusion ausgeschlossen ist. Durch die Erhöhung des peripheren Widerstandes steigt die Nachlast des linken Ventrikels. Dieses führt zu einem Anstieg der mittleren systolischen Wandspannung, die bei vorliegender koronarer Herzerkrankung zu einer myokardialen Ischämie und dadurch bedingt zu einem Pumpversagen des Herzens führen kann [4].

In der folgenden Untersuchung werden die kardio-zirkulatorischen Veränderungen bei elf Patienten von $66 \pm 5{,}3$ Jahren, die zur Operation eines infrarenal gelegenen Bauchaortenaneurysmas kommen, untersucht [8]. Bei acht Patienten (72%) kann aufgrund einer anamnestisch gesicherten Angina pectoris und den Befunden des präoperativ abgeleiteten Elektrokardiogramms die Diagnose einer koronaren Herzerkrankung gestellt werden. Zwei Patienten haben einen Myokardinfarkt überstanden, der länger als 2 Jahre zurückliegt. Bei zwei weiteren dieser acht Patienten liegt ein Koronarangiogramm vor, das eine Dreigefäßerkrankung mit signifikanten Stenosen aller drei Koronararterien zeigt. Die Auswurffraktion bei diesen beiden Patienten beträgt 43% bzw. 50%.

Während der Operation auftretende Blutverluste werden durch kolloidale Lösungen oder ggf. Blut sorgfältig substituiert. Dadurch können die hämodynamischen Größen von Operationsbeginn bis zum Zeitpunkt des Abklemmens der Aorta abdominalis konstant gehalten werden. 5 min nach infrarenalem Abklemmen der Aorta steigt der mittlere arterielle Druck von 94 ± 11 auf 118 ± 8 mmHg an ($p < 0{,}001$).

Der Cardiac-Index fällt zum gleichen Zeitpunkt von 2,6 ± 0,2 auf 1,9 ± 0,2 l/min · m^2 ab (p < 0,01). Entsprechend steigt der periphere Gefäßwiderstand um 70% an (p < 0,01). Die Herzfrequenz bleibt weitgehend unverändert (Abb. 12). In Abb. 13 sind die Mittelwerte und Standardabweichungen für den pulmonal-kapillären

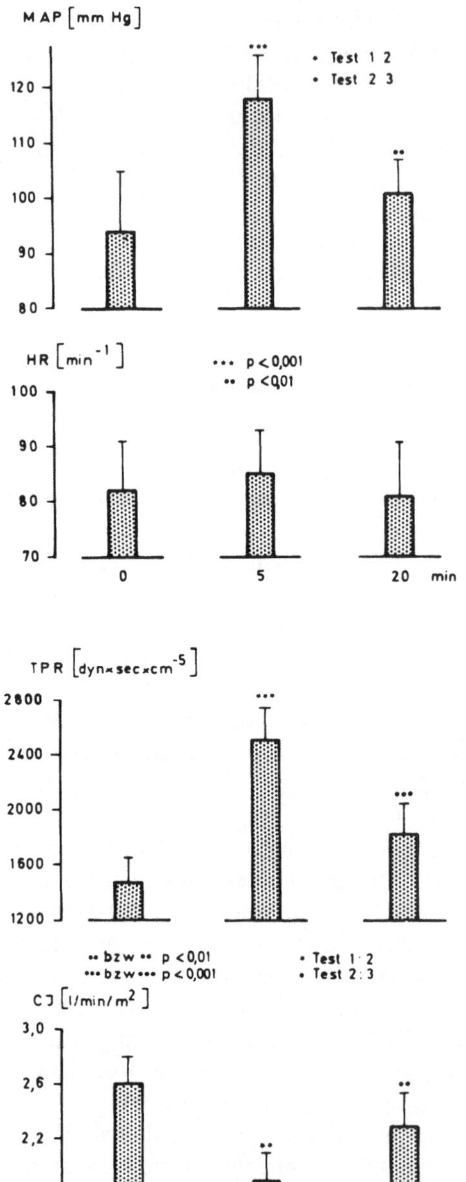

Abb. 12. Verlauf der Mittelwerte und Standardabweichungen von mittlerem arteriellen Druck (*MAP*), Herzfrequenz (*HR*), totalem peripheren Widerstand (*TPR*) und Cardiac-Index (*CI*). Auf der Abszisse bedeuten hier, wie in der Abb. 13, O: Ausgangswert; 5 min: Meßzeit nach Abklemmen der Aorta abdominalis; 20 min: Meßzeitpunkt nach 20minütiger kontinuierlicher Infusion von Nitroglyzerin

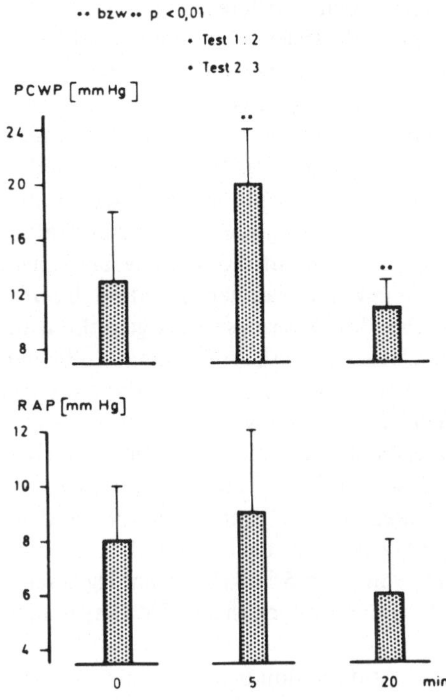

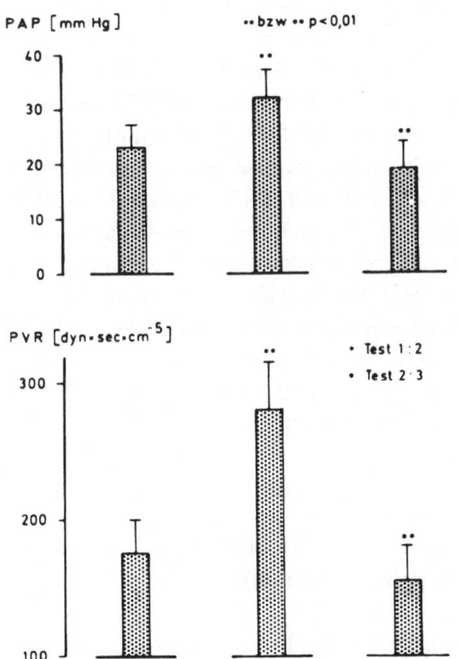

Abb. 13. Mittelwerte und Standardabweichungen von pulmonal-kapillärem Verschlußdruck (*PCWP*), Druck im rechten Vorhof (*RAP*), mittlerem Druck in der Arteria pulmonalis (*RAP*) und Widerstand im pulmonalen Strömungsgebiet (*PVR*)

Verschlußdruck, den Druck im rechten Vorhof, den mittleren Pulmonalisdruck, sowie den Widerstand in der Arteria pulmonalis aufgetragen. Der pulmonal-kapilläre Verschlußdruck, der mit 13 ± 5 mmHg eine latente Herzinsuffizienz der Patienten andeutet, steigt um 54% auf insgesamt 20 ± 4 mmHg an (p < 0,01). Der Druck im rechten Vorhof ändert sich nicht signifikant. Der mittlere Druck in der Arteria pulmonalis erhöht sich von 23 ± 4 auf 32 ± 5 mmHg (p < 0,001), der Gefäßwiderstand in diesem Strömungsgebiet steigt um 60% an (p < 0,01). Nach dieser zweiten Messung wird mit einer kontinuierlichen Infusion von Nitroglyzerin über den zentralvenösen Katheter mit Hilfe einer stufenlos verstellbaren Infusionspumpe begonnen. Die Dosierung der Nitroglyzerininfusion wird so gewählt, daß der erhöhte pulmonalkapilläre Verschlußdruck wieder auf das Niveau des Ausgangswertes gesenkt wird. Hierzu sind im Mittel 1,6 ± 0,4 µg/kg Nitroglyzerin erforderlich. 20 min nach Beginn der Nitroglyzerininfusion bei abgeklemmter Aorta werden die hämodynamischen Größen erneut gemessen. Der mittlere arterielle Druck fällt von 118 ± 8 auf 101 ± 6 mmHg ab (p < 0,001). Der periphere Widerstand vermindert sich um 47% (p < 0,001). Der linksventrikuläre Füllungsdruck wird von 20 ± 4 auf 11 ± 2 mmHg vermindert (p < 0,01). Der Cardiac-Index steigt unter dieser Therapie von 1,9 ± 0,2 auf 2,3 ± 0,25 l/min · m² an (p < 0,01). Die Herzfrequenz bleibt weiterhin unverändert. Der Druck in der Arteria pulmonalis wird von 32 ± 5 auf 19 ± 5 mmHg gesenkt (p < 0,01), der Widerstand im pulmonalen Strömungsgebiet ist um 55% vermindert (p < 0,01).

Wie zu erwarten, führt das Abklemmen der Aorta abdominalis zu einer erhöhten Nachlast des Herzens. Aufgrund der vermehrten Druck- und Volumenbelastung des linken Ventrikels kommt es zu einem erheblichen Anstieg des Füllungsdruckes und einem Absinken der Auswurfleistung des Herzens. Hieraus ergibt sich die Notwendigkeit eines schnellen therapeutischen Eingreifens, zumal auch 50 min nach Abklemmen der Aorta abdominalis keine der hämodynamischen Veränderungen eine spontane Rückbildungstendenz zeigt, wie aus der Literatur bekannt ist [6]. Die kontinuierliche Infusion von Nitroglyzerin in einer Dosierung, die den linksventrikulären enddiastolischen Druck in den Ausgangsbereich senkt, führt bei allen hier gemessenen Patienten nach Abklemmen der Bauchaorta zu einer Dilatation. Dadurch wird der mittlere arterielle Druck erheblich gesenkt, liegt aber noch deutlich über dem Ausgangswert. Als Zeichen der Entlastung des linken Ventrikels und der kardialen Rekompensation steigt der Cardiac-Index gegenüber dem Wert nach Abklemmen der Aorta signifikant an, bei gleichzeitiger Erniedrigung des pulmonal-kapillären Verschlußdruckes. Durch diese deutliche Verminderung sowohl der Vorlast als auch der Nachlast des Herzens kann eine erhebliche Verbesserung der myokardialen Sauerstoffbilanz bei diesen in der Mehrzahl koronar vorerkrankten Patienten erwartet werden.

Zusammenfassende Schlußfolgerungen

Es werden zwei Patientenkollektive gezeigt, die bei unterschiedlichen chirurgischen Eingriffen intraoperativ ein Low-Output-Syndrom erleiden. Beiden Kollektiven gemeinsam ist eine koronare Herzerkrankung.

Das therapeutische Ziel bei diesen koronar-vorgeschädigten Patienten, die intraoperativ ein Pumpversagen des linken Ventrikels zeigen, ist es, ein ausreichendes Herzzeitvolumen bei möglichst geringem myokardialen Sauerstoffverbrauch zu induzieren. Dazu eigenen sich ganz besonders die Vasodilatatoren. Diese Substanzgruppe hat keinen direkten Einfluß auf das Myokard. Durch Senkung der Vor- und vor allem der Nachlast wird die Wandspannung des linken Ventrikels vermindert [3, 10]. Reicht die Anwendung von Vasodilatatoren allein zur Steigerung des Herzzeitvolumens nicht aus, oder ist der arterielle Perfusionsdruck primär nicht ausreichend, so kann durch eine Kombinationstherapie von möglichst geringer positiv-inotroper Stimulierung und Vasodilatation die Aufwurfleistung des Herzens weiter gesteigert werden.

Literatur

1. Attia, RR, Murphy JD, Snider M, Lappas DG, Darling RC, Lowenstein E (1976) Myocardial ischemia due to infrarenal aortic crossclamping during aortic surgery in patients with severe coronary artery disease. Circulation 53:961
2. Bolte HD (1980) Behandlung der Herzinsuffizienz mit Vasodilatantien. Internist (Berlin) 21:753
3. Braunwald E (1971) Control of myocardial oxygen consumption, physiologic and clinical considerations. Am J Cardiol 27:416
4. Carrol RM, Laraaso RB, Schauble JF (1976) Left ventricular function during aortic surgery. Arch Surg 111:740
5. Cyran J, Bolte HD (1979) Kombinierte Infusion von Nitroprussid-Natrium und Dobutamin zur Behandlung der hochgradigen Linksherzinsuffizienz bei koronarer Herzerkrankung. Klin Wochenschr 57:883
6. Meloche R, Pattecher T, Audet J, Dufresne V, Le Page C (1977) Hemodynamic changes due to clamping of the abdominal aorta. Can Anaesth Soc J 24:20
7. Shell WE, Sobel JE (1974) Protection of jeopardized ischemic myocardium by reduction of ventricular afterload. N Engl J Med 291:481
8. Schmucker P, van Ackern K, Franke N, Martin E, Becker HM (1980) Hämodynamische Veränderungen bei der Operation infrarenaler Bauchaortenaneurysmen. Langenbecks Arch Chir, Suppl 305
9. Silverstein PR, Caldera DL, Cullen DJ, Davidson JK, Darling RC, Emesson CW (1979) Avoiding the hemodynamic consequences of aortic crossclamping and unclamping. Am Heart J 87:137
10. van Ackern K, Franke N, Peter K (1980) Therapie des low-output Syndroms bei Patienten nach kardiopulmonalem Bypass mit Natriumnitroprussid und Dopamin. In: Brückner JB (Hrsg) Kreislaufschock. Anaesthesiologie und Intensivmedizin, Bd 125, Berlin Heidelberg New York S 401
11. van Ackern K, Franke N, Peter K, Schmucker P (1981) Treatment of low-output failure after open heart surgery with nitroglycerin und dobutamine. In: Engel JH, Lichtlen PR (Hrsg) Nitrat-Symposium. 289, Springer, Berlin Heidelberg New York

Sachverzeichnis